Juan F. Plaza Torres

VACUNACIONES Y VIAJES INTERNACIONALES

Juan F. Plaza Torres

VACUNACIONES Y VIAJES INTERNACIONALES

Estrategias de Vacunación para Viajeros Internacionales en un Mundo Globalizado

Editorial Académica Española

Imprint

Any brand names and product names mentioned in this book are subject to trademark, brand or patent protection and are trademarks or registered trademarks of their respective holders. The use of brand names, product names, common names, trade names, product descriptions etc. even without a particular marking in this work is in no way to be construed to mean that such names may be regarded as unrestricted in respect of trademark and brand protection legislation and could thus be used by anyone.

Cover image: www.ingimage.com

Publisher:
Editorial Académica Española
is a trademark of
Dodo Books Indian Ocean Ltd. and OmniScriptum S.R.L publishing group

120 High Road, East Finchley, London, N2 9ED, United Kingdom
Str. Armeneasca 28/1, office 1, Chisinau MD-2012, Republic of Moldova, Europe
Managing Directors: Ieva Konstantinova, Victoria Ursu
info@omniscriptum.com

Printed at: see last page
ISBN: 978-620-0-02671-2

VACUNACIONES

Y

VIAJES INTERNACIONALES

Autor:

Juan Fco. Plaza Torres

VACUNACIONES Y VIAJES INTERNACIONALES

AUTOR:

Juan Fco. Plaza Torres.

Doctor en Medicina y Cirugía. Especialista en Medicina Familiar y Comunitaria. Posgrado de Especialización en Enfermedades Tropicales. Profesor Universitario habitual de programas de posgrado. Autor de 9 libros y más de 30 artículos en revistas de interés científico. Experiencia de campo en Salud Internacional y Medicina del Viajero en países de África, Asia y América desde hace más de 19 años.

Cada vez es mayor el número de personas que realizan viajes internacionales con fines profesionales, sociales, de ocio o con carácter humanitario. Un número progresivamente creciente de personas que viajan a grandes distancias y a una mayor velocidad que antes, y esta tendencia al alza se ha reanudado tras la situación provocada por la pandemia covid.

En estos viajes los viajeros pueden estar expuestos a gran variedad de riesgos infecciosos o no que pueden llegar a ser frecuentes en las zonas que visitan y que, en la gran mayoría de veces, no están informados, ni asesorados sobre las recomendaciones y precauciones necesarias para prevenirlos.

El viajero que va a visitar un destino, especialmente si es un país en desarrollo, debe acudir a un centro especializado en medicina del viajero o consultar con un facultativo antes de emprender el viaje. La adecuada planificación de un viaje aconseja disponer de información sobre posibles riesgos a los que puede estar expuesto, así como diversas pautas de conducta a mantener (antes, durante y después del viaje), necesidad de profilaxis de la malaria y vacunaciones necesarias para ese viaje.

Como vemos uno de los pilares fundamentales en la consulta del viajero y en la prevención del viajero es el de las vacunaciones. La vacunación es un método muy eficaz para prevenir determinadas enfermedades infecciosas.

La vacunación en el viajero requiere una entrevista con cada viajero. "Voy a viajar a este país". "¿De qué me tengo que vacunar?", son algunas de las preguntas que nos podemos hacer al abordar las vacunaciones. Para responder a estas preguntas, además de características del viajero como: edad, sexo, ocupación o profesión, posibles enfermedades previas y tratamientos, vacunaciones anteriores debemos lógicamente tener en cuenta las características de viaje: países de destino e itinerario a seguir, duración total del viaje y tiempo de permanencia en cada área geográfica, tipo de viaje y de alojamiento, actividades a realizar en el curso del viaje, tipo de contacto con población local, etc.

La vacunación del viajero es como un traje a la medida, donde a partir de una orientación básica, como sería el país de destino, se ha de diseñar una recomendación individualizada de vacunación.

Por todo ello, en este libro pretendemos conocer las características generales de la vacunación, así como de las principales vacunas en el viajero, además de contribuir de forma transversal al desarrollo profesional y personal del profesional sanitario en materia de Salud Internacional, Vacunaciones y Medicina del viajero.

	PAGINA

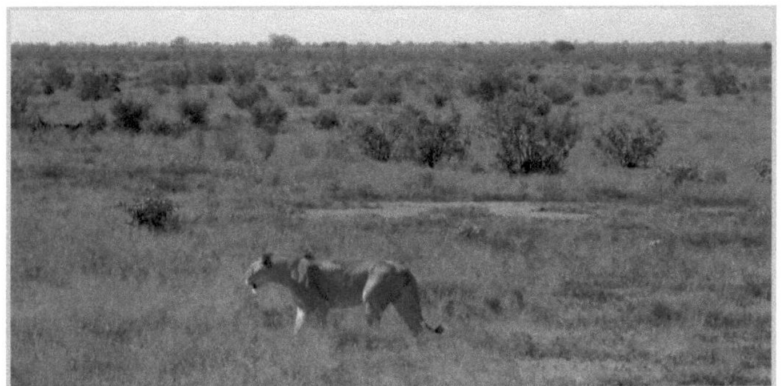

CAPITULO 1

APROXIMACION A LA SALUD INTERNACIONAL Y MEDICINA DEL VIAJERO

El hombre, nunca en su historia, ha tenido la capacidad de desplazarse como en la actualidad: cada vez viaja con más frecuencia, de manera más rápida, y a lugares más distantes. Los motivos son múltiples: migratorios, militares, turísticos, comerciales, etc.

Los viajes internacionales pueden plantear riesgos sanitarios, dependiendo de las características de los viajeros y de los viajes. Los viajeros pueden encontrarse con cambios repentinos y considerables de altitud, humedad, flora microbiana y temperatura, que pueden derivar en enfermedades. Pudiendo incluso plantear riesgos graves para la salud en áreas en las que la higiene y el saneamiento son insuficientes, los servicios médicos no están bien desarrollados y/o no se dispone de agua potable.

Este creciente movimiento de personas ha permitido que los microorganismos puedan desplazarse desde zonas geográficas tropicales a otras zonas donde no existían. En la actualidad existe la posibilidad de alcanzar cualquier punto del planeta en 36 horas, tiempo inferior al periodo de incubación de muchas de las enfermedades infecciosas, lo cual permite una magnífica oportunidad a los microorganismos para su difusión mundial y la consecuencia a nivel de la práctica clínica de nuestro entorno es que las enfermedades tropicales pasen de ser exóticas a considerarse una realidad.

Según la Organización Mundial del Turismo, en 2018 se superó la cifra de mil cuatrocientos millones de traslados internacionales, incrementándose ese número cada año un 5 %. Sin embargo, a en 2020 debido a la pandemia por el SARS-CoV-2, se produjo un descenso de un 850 a un millón menos de viajeros internacionales (una media de un 72 % menos). Desde 2022 se ha vuelto a producir un incremento exponencial de los viajeros internacionales.

En cuanto al riesgo de adquirir una enfermedad infecciosa durante un viaje internacional es variable y viene determinado, por factores como el destino del viaje, tipo y duración de éste, actividades de exposición realizadas durante el mismo, y la utilización o no de medidas preventivas como vacunas o quimioprofilaxis. Los factores de riesgo más reconocidos para adquirir una enfermedad durante un viaje son:
- juventud e inexperiencia.
- enfermedad crónica e inmunosupresión.
- embarazo o infancia.
- viajes de mochila y aventura.
- destinos de aventura y cooperación.
- viajes a zonas rurales y fuera de las rutas turísticas habituales.
- duración del viaje superior a cuatro semanas
- viaje a África Subsahariana (sobre todo a África Occidental) y aún más si coincide con época de lluvias.

Por tanto, es muy recomendable que todo viajero reciba un consejo sanitario antes de su partida, es preferible un consejo individualizado, que se realiza tras una cuidadosa valoración de los riesgos específicos a los que va estar sometido el viajero, teniendo en cuenta todos los factores que aconsejan o desaconsejan una vacunación o una profilaxis determinada. Sólo de esta forma se evita la administración indiscriminada de medicamentos (que no están carentes de efectos secundarios, que cuestan dinero y que suponen una incomodidad para el viajero) o la protección insuficiente (con la consiguiente morbimortalidad del individuo y el hipotético riesgo de diseminación de la enfermedad). Así mismo es recomendable que el viajero a su regreso busque asistencia en un centro sanitario especializado si así lo necesita.

1. PLANIFICACIÓN MÉDICA DEL VIAJE: CONSULTA MÉDICA ANTES DEL VIAJE

El viajero que va a visitar un destino, especialmente si es un país en desarrollo, debe acudir a un centro especializado en medicina del viajero o consultar con un facultativo antes de emprender el viaje. La adecuada planificación de un viaje aconseja disponer de información sobre posibles riesgos a los que puede estar expuesto, así como diversas pautas de conducta a mantener **(antes, durante y después del viaje)**. Esta consulta deberá realizarse preferiblemente con al menos 4-6 semanas de antelación al viaje. No obstante, los viajeros de última hora también pueden beneficiarse de esta consulta.

Los asesores sanitarios basamos las recomendaciones en una evaluación individual del riesgo de cada viajero, para la cual se debe tener en cuenta la probabilidad de contraer una enfermedad y la gravedad que ello tendría para ese viajero en concreto.

Como hemos visto elementos claves de la evaluación de riesgos pueden ser: destino, duración o finalidad del viaje, además de las condiciones del alojamiento y el estado de salud del viajero, debiendo realizar una lista de comprobación (check list) en el viajero.

En esta consulta debemos **considerar tres grandes grupos de medidas preventivas entre viajeros**, son, no necesariamente por orden de importancia, las siguientes:

- La primera hace referencia a **estilos de vida o pautas de conducta**. Una vez conocidos los riesgos sanitarios a los que puede estar sometido deberemos ser capaces de **dar pautas para poder adoptar las mejores medidas preventivas.**

- La segunda es la potencial necesidad de **profilaxis del paludismo o malaria**, lo cual puede suponer la necesidad de tomar ciertos fármacos antes, durante y después del viaje.

- La tercera son **vacunaciones por recomendar**. La vacunación del viajero es como "*un traje a medida*", donde a partir de una orientación básica, como sería el destino debemos diseñar una recomendación individualizada de vacunación.

Entre los componentes de esta consulta, destacamos:

1. **PERCEPCIÓN DEL RIESGO POR PARTE DE LOS VIAJEROS**
2. **COMPONENTES DE UNA CONSULTA ANTES DEL VIAJE**

    a. **EVALUAR EL RIESGO**

    b. **INFORMAR DEL RIESGO**

    c. **PREVENIR EL RIESGO**

1. PERCEPCIÓN DEL RIESGO POR PARTE DE LOS VIAJEROS

La medicina del viajero se basa en el concepto de reducción de riesgos. En este contexto, "riesgo" se refiere a la posibilidad de que se produzca un *"daño"* para la salud durante un viaje. Algunos riesgos pueden ser evitables, mientras que otros pueden no serlo; por ejemplo, las enfermedades prevenibles por vacunación pueden ser en su mayoría evitables, dependiendo de la eficacia protectora de la vacuna.

La percepción del riesgo es una evaluación subjetiva de si un riesgo se considera grande o pequeño; ¿Es 1 de cada 10.000 un riesgo grande o un riesgo pequeño? La tolerancia se refiere a reconocer un riesgo y aceptarlo; un riesgo de 1 en 100.000 puede ser tolerable para un viajero, pero no para otros.

Durante años, los profesionales en medicina del viajero han sentido que las estadísticas de un determinado riesgo podrían ayudarles a aconsejar objetivamente sobre ese riesgo. Sin embargo, las tasas de diversas enfermedades en un país o área pueden no ayudar a médicos o viajeros a determinar el umbral para tomar una decisión basada solo en estadísticas, por ello es fundamental la labor del facultativo.

Con riesgos de enfermedades que van desde 1/ 500 (estimación de riesgo de fiebre tifoidea en viajeros no vacunados en Nepal), hasta 1/ 1,000,000 (evaluación del riesgo de JE (encefalitis japonesa) en viajeros a Asia), los viajeros aún necesitan determinar el significado real de esas cifras por lo que toda información adicional para ayudar a tomar una decisión puede incluir aspectos como duración del viaje, tipo de viaje o alojamiento.

Incluso cuando el riesgo es bajo, las decisiones de los viajeros seguirán reflejando su percepción y tolerancia al riesgo. Cuando se le dice que el riesgo de JE es de 1/ 1,000,000, un viajero podría responder: "*Entonces supongo que no tengo que preocuparme por eso*", mientras que otro podría decir: "*¡Ese viajero será yo!*" Cada viajero tendrá sus ideas sobre riesgos, vacunas y profilaxis de la malaria, y todos estos aspectos deberán discutirse con el facultativo en la consulta previaje.

La percepción y tolerancia al riesgo están íntimamente relacionadas con el concepto de compromiso, especialmente en lo que respecta a viajes a lugares recónditos y de aventura. En el compromiso valoramos la posibilidad de que una vez que se inicia un viaje sea difícil volver atrás o si padece una patología crónica que se pueda reagudizar sea difícil obtener atención médica adecuada.

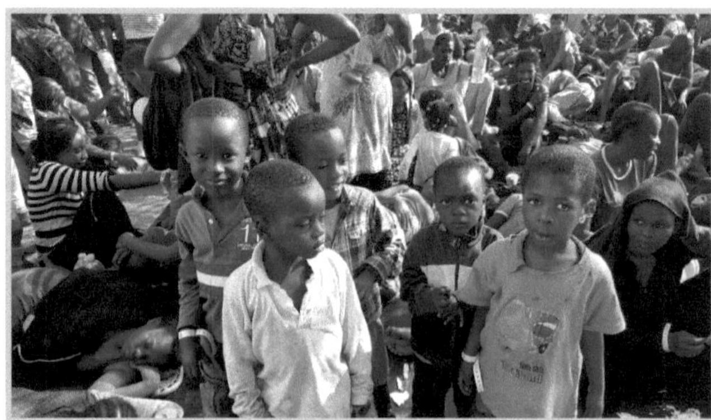

Por tanto, nosotros, en nuestra calidad de asesores de salud, deberemos ser capaces de evaluar los riesgos y asesorar al viajero para gestionar y minimizar el riesgo, ayudándolos a adoptar un compromiso individual para tomar decisiones sobre destinos, actividades y medidas preventivas.

2. COMPONENTES DE UNA CONSULTA ANTES DEL VIAJE

2.1. EVALUAR EL RIESGO

La consulta antes de un viaje requiere atención a aspectos tan diversos como: antecedentes de salud del viajero, itinerario, duración, propósito y actividades durante el viaje, todo lo cual determina los posibles riesgos a los que pueden estar expuesto.

Esta consulta representa la mejor y casi la principal oportunidad para informar al viajero sobre posibles riesgos para la salud en el destino y cómo prevenirlos. Esta consulta no incluye un examen físico y reconocimiento médico; pero en ocasiones puede ser necesario realizarlo ya sea por el especialista en medicina del viajero o por otro especialista.

Nosotros como facultativos debemos equilibrar las medidas recomendadas con una apreciación de los aspectos positivos del viaje, para que de esta forma la consulta previa al viaje sea eficaz.

A continuación, vamos a enumerar de forma más detallada la Información necesaria para una evaluación de riesgos durante la consulta previa al viaje

Antecedentes de salud

Historial médico   • Edad

- Sexo
- Condición Basal
- Alergias (especialmente relacionada con vacunas, huevos o látex)
- Medicamentos

Condiciones especiales

- Embarazo (incluido el trimestre) Lactancia
- Discapacidad o minusvalía
- Condiciones o medicamentos inmunosupresora
- Edad avanzada
- Patología psiquiátrica
- Trastorno convulsivo
- Cirugía reciente
- Evento cardiopulmonar o cerebrovascular reciente
- Antecedentes del síndrome de Guillain-Barré
- Alergias graves

Historial de inmunización

- Vacunas de rutina
- Vacunas de viaje

Experiencia previa en viajes

- Experiencia con quimioprofilaxis contra la malaria
- Experiencia con la altitud
- Enfermedades relacionadas con viajes anteriores

Detalles del viaje

Itinerario

- Países y regiones específicas, incluido orden de países si >1 país
- Rural o urbano

Cronometraje

- Duración del viaje
- Temporada del viaje

Motivo del viaje

- Turismo
- Negocio
- Visitar a amigos y familiares
- Trabajo voluntario, misionero o de ayuda humanitaria

	• Investigación o educación
	• Aventura
	• Peregrinación
	• Adopción
Estilo de viaje	• Viaje independiente o paquete turístico
	• De "aventura"
	• Normas generales de higiene en destino
	• Modos de transporte
	• Alojamiento (hotel turístico, de lujo, casa de huéspedes pensión, casa local, familia anfitriona, o tienda de campaña)
Actividades especiales	• Asistencia a catástrofes o desastre
	• Altitud / Buceo
	• Rafting u otra exposición al agua
	• Cicloturismo
	• Deportes extremos
	• Espeleología
	• Interacciones con animales
	• Encuentros sexuales

Además de conocer las características del viajero, antecedentes de salud y riesgos específicos del destino, las exposiciones relacionadas con actividades especiales también merecen comentarlas. Por ejemplo, el rafting podría exponer a esquistosomiasis o leptospirosis, y la espeleología en América Central podría exponer al riesgo de histoplasmosis. Volar de tierras bajas a zonas de gran altitud y hacer senderismo o escalada en regiones montañosas introduce el riesgo de enfermedad de altura.

Por tanto, el facultativo debe preguntar sobre todo tipo de planes y actividades específicas a realizar durante el viaje.

2.2. INFORMAR DEL RIESGO

Una vez que se ha evaluado los riesgos del destino, deben comunicarse de forma clara y concisa al viajero. El proceso de comunicación es un intercambio de información entre el facultativo y el viajero, en el que se discuten posibles riesgos para la salud en el destino y la efectividad de las medidas preventivas, con el objeto de mejorar la comprensión del riesgo y promover la toma de decisiones después de disponer de más información.

La comunicación de riesgos es uno de los aspectos más desafiantes de la consulta previaje, ya que la percepción de los viajeros al riesgo puede variar ampliamente de una persona a otra.

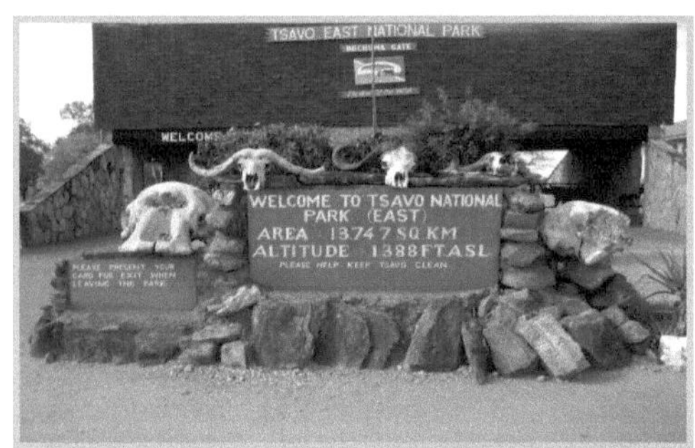

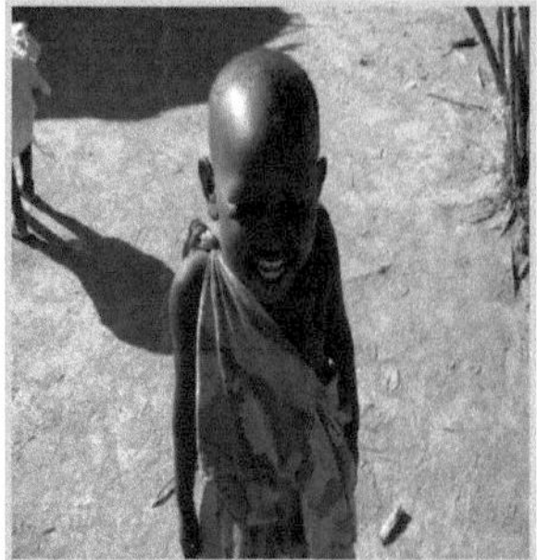

2.3. PREVENIR EL RIESGO

La adecuada planificación del viaje requiere disponer de información adecuada sobre pautas de conducta a mantener (antes, durante y después del viaje), necesidad de profilaxis de la malaria y vacunaciones necesarias para ese viaje.

Por ello, y a grandes rasgos los viajeros deben considerar tres grandes grupos de medidas preventivas, que son, no necesariamente por orden de importancia, las siguientes:

- La consulta previa al viaje proporciona un entorno para recordar a los viajeros **nociones básicas y sencillas** sobre diversos aspectos preventivos (**educación para la salud), al objeto de proporcionar estilos de vida o pautas de conducta saludables**, estos consejos deben ser personalizados adaptados al perfil del viajero y a su viaje, proporcionando una gran herramienta preventiva que el viajero deberá tener presente durante su viaje. Los temas a tratar son numerosos, fundamentalmente relacionadas con aspectos alimentarios (agua y alimentos), evitar picaduras de mosquitos y artrópodos (repelentes, telas mosquiteras), prevención de enfermedades de transmisión sexual y otras medidas (relacionadas con baños en aguas, con la altura, accidentes de tráficos, etc.).

  Una vez conocidos los riesgos sanitarios a los que puede estar sometido deberemos ser capaces de dar pautas para poder adoptar las mejores medidas preventivas. La información escrita es esencial para complementar el asesoramiento oral y permitir a los viajeros revisar las instrucciones de su visita a la clínica. Existe material educativo disponible en las diversas páginas de salud Internacional. Los consejos que se puedan dar a determinados viajeros según su perfil de riesgo sobre patologías autotratables pueden minimizar la necesidad de que busquen atención sanitaria durante el viaje y posiblemente conduzcan a una resolución más efectiva en casos muy concretos.

El viajero debe ser el principal protagonista de su autocuidado con la concienciación a través de la educación sanitaria.

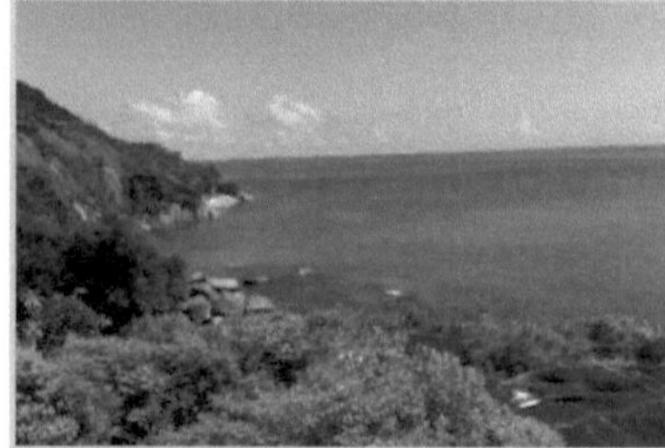
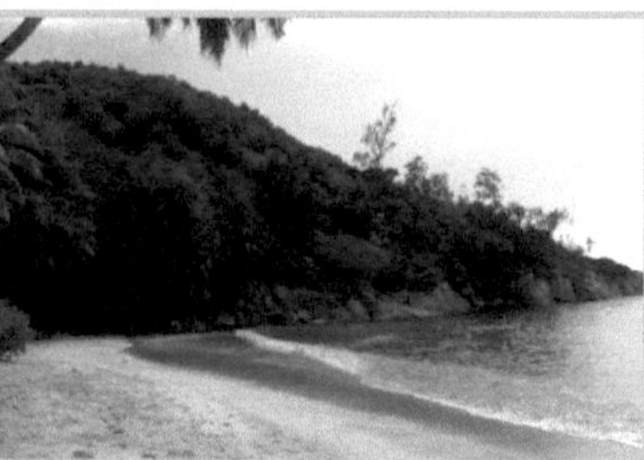

Principales temas a tratar durante la consulta previa al viaje

Vacunas
- Revisar las vacunas de rutina y las de viaje indicadas para el itinerario específico.
- Recomendar las indicaciones, la efectividad y las reacciones adversas a las inmunizaciones.

Quimioprofilaxis de la malaria
- Determinar si existe riesgo de malaria.
- Recomendar las medidas de protección personal.
- Recomendar los riesgos y beneficios de la quimioprofilaxis y las opciones recomendadas.

Enf. por vectores
- Riesgo en el itinerario específico y realizar las recomendaciones necesarias.

Enf. respiratorias
- Áreas de particular preocupación (como influenza aviar en Asia o MERS en P. Arábiga).
- Recomendar vacunación de la influenza para viajeros de riesgo.
- Ver situación covid del destino.

Diarrea del viajero
- Recomendar estrategias para disminuir el riesgo de diarrea.
- Informar del autotratamiento y de mantener la hidratación en caso de enfermedad.

Enfer. de altura	• Determinar si el itinerario es de riesgo para el viajero.
	• Informar de las medidas preventivas y de los medicamentos para preveni y tratar.
Otros ambientales	• Advertir a viajeros que eviten el contacto con animales
	• Aconsejar que eviten caminar descalzos para evitar ciertas infecciones parasitarias.
	• Aconsejar que eviten nadar en aguas donde exista riesgo esquistosomiasis o leptospirosis.
	• Recordar a viajeros aplicar protector solar en piel expuesta al sol.
Seguridad personal	• Precauciones para minimizar riesgos como: accidentes tráfico, exceso de alcohol, asalto personal, robo o ahogamiento.
	• Proporcionar información sobre seguro de salud y evacuación médica de viaje.
	• Aconsejar conocer las alertas sanitarias y áreas a evitar en su viaje.
	• Recomendaciones de salud sexual para los viajeros.
Otros Consejos	• Recordar a viajeros guardar medicamentos en el equipaje de mano.
	• Aconsejar tener previsto posible reagudización de patología subyacente.

- La segunda es la potencial necesidad de **profilaxis del paludismo o malaria**, lo cual supone la necesidad de tomar ciertos fármacos antes, durante y después del viaje.

La malaria continúa causando una morbimortalidad sustancial en viajeros. El número de casos muestra una tendencia creciente en viajeros; por tanto, la consulta previaje debe evaluar cuidadosamente el riesgo de malaria y recomendar las medidas preventivas adecuadas y oportunas. Para los viajeros que viajan a países donde la malaria es endémica, es imperativo informar sobre la transmisión de la enfermedad, formas de reducir el riesgo, recomendaciones para la profilaxis y síntomas de malaria.

- La tercera son **vacunaciones a recomendar**. Las inmunizaciones son un componente crucial de la consulta previa al viaje, y la evaluación de riesgos constituye la base de las recomendaciones para recomendar las vacunas en un viaje. La vacunación del viajero es como un traje a la medida, donde a partir de una orientación básica, como sería el país de destino, se ha de diseñar una recomendación individualizada de vacunación.

Ello requiere una entrevista con cada viajero. "Voy a viajar a este país". "¿De qué me tengo que vacunar?". Para responder a estas preguntas, además de lo que podríamos denominar características del viajero, edad, sexo, ocupación o profesión, posibles enfermedades previas y tratamientos, vacunaciones anteriores debemos lógicamente tener en cuenta las características de viaje: países de destino e itinerario a seguir, duración total del viaje y tiempo de permanencia en cada área geográfica, también debemos tener en cuenta las escalas de vuelo mayores de 12 horas, tipo de viaje (urbano, rural) y de alojamiento (hotel, mochila), actividades a realizar en el curso del viaje, tipo de contacto a mantener con población autóctona, con animales, etc.

Es aconsejable que el viajero aporte la siguiente documentación e información de la forma más precisa posible:

- Cartilla de vacunación infantil y de adulto (si se dispone)

- Cartilla de vacunación internacional (si se dispone).

- Informe médicos (si tiene alguna enfermedad)

- Dinero en metálico (para los casos que tengan que abonar las tasas de vacunación de fiebre amarilla. En España precio alrededor de 20€)

Al mismo tiempo, la consulta previaje presenta una oportunidad para actualizar las vacunas de rutina debiendo prestar atención a las vacunas cuya inmunidad puede haber disminuido con el tiempo.

El facultativo debe considerar si hay tiempo suficiente antes del viaje para completar las vacunas necesarias, una importante proporción de viajeros acude a los centros de vacunación con escaso tiempo para poder conseguir una inmunización correcta. Un plazo no inferior a un mes es casi siempre imprescindible para lograr una inmunización aceptable y para evitar posibles incompatibilidades con otro tipo de medidas preventivas como podría ser la profilaxis antipalúdica. Este plazo es necesario porque se pueden requerir varias dosis de diferentes vacunas que han de ser administradas con determinados intervalos de tiempo para lograr una adecuada respuesta del sistema inmunitario.

Es conveniente que queden reflejadas en el Certificado Internacional de Vacunaciones.

PUNTOS CLAVE

- El viaje puede suponer un riesgo, en especial, de adquirir enfermedades infecciosas, muchas prevenibles mediante vacunación.

- Se recomienda que el viajero acuda a la consulta del viajero entre 4 y 6 semanas antes de iniciar el viaje.

- Además de las medidas preventivas de enfermedades transmitidas por el agua o por los mosquitos, es fundamental adecuar la inmunización a las características del viajero y el viaje. Todo viajero deberá tener actualizado su calendario de vacunación y si procede se adelantarán alguna dosis de vacunas.

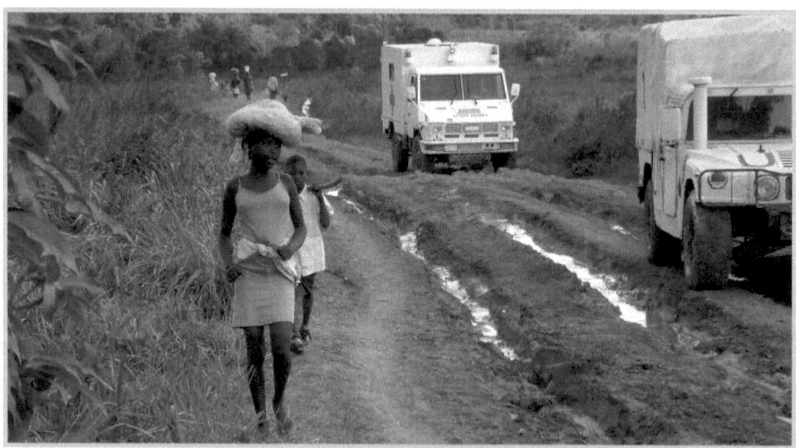

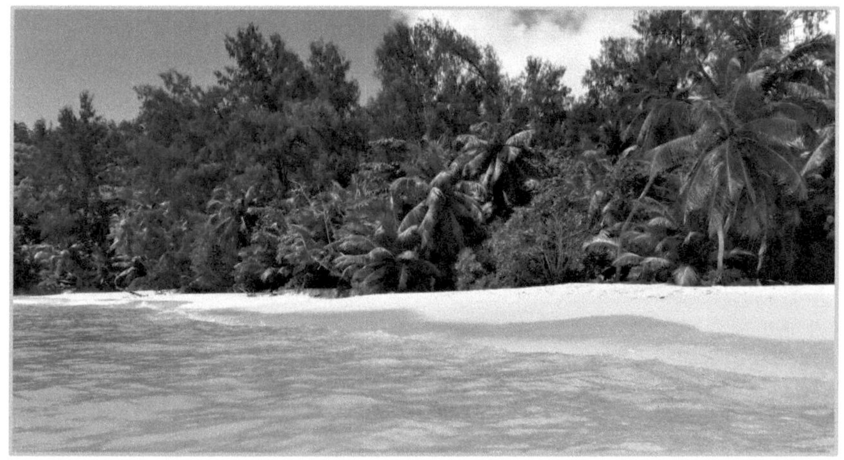

CAPITULO 2

VACUNACIONES Y VIAJES INTERNACIONALES

Uno de los pilares fundamentales en la consulta del viajero es el de las vacunaciones. La vacunación es un método muy eficaz para prevenir determinadas enfermedades infecciosas.

A lo hora de viajar nos vamos a plantear una serie de preguntas respecto a las vacunas que el viajero se tiene que poner. ¿A dónde voy?, ¿qué vacunas tengo puestas?, ¿qué vacunas me tengo que poner?, ¿cuándo me las debo de poner?, estas son solo algunas de las preguntas que debemos saber resolver en la consulta previaje a los viajeros antes de emprender su viaje.

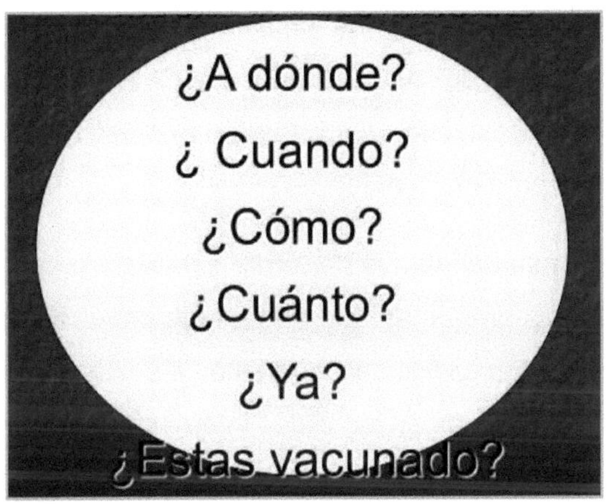

No hay un único calendario o esquema de vacunación que se ajuste a todos los viajeros. La selección de vacunas para un viaje dependerá de diversos factores, entre los que destacamos: situación sanitaria concreta del país a visitar, enfermedades endémicas que le afecten, características del viaje (no se corren los mismos riesgos en un viaje de aventura que en uno organizado y no es lo mismo un viaje a una zona rural que a una zona urbana), el itinerario, duración del mismo, situación general de salud del propio viajero, tiempo disponible antes del viaje, riesgo de exposición a la enfermedad, edad, historial de vacunación, reacciones a anteriores dosis de vacuna, alergias y del Reglamento Sanitario Internacional. Como decíamos tenemos que ser capaces de realizar "un traje a medida" para cada viajero acorde a sus características.

Por todo ello, estas medidas preventivas deberán recomendarse en los servicios médicos de forma personalizada formando parte de la consulta al viajero antes de realizar el viaje. La consulta médica previa al viaje es una buena oportunidad para que el profesional sanitario revise el estado de inmunización de los viajeros y actualice las vacunas habituales recomendadas en los calendarios de vacunación nacionales no completadas, además de las necesarias para el viaje.

En este manual vamos de forma sencilla y practica responder a las principales preguntas que nos planteamos relacionadas para viajeros y vacunas, así como comentar las características de las vacunas de más interés en los viajes internacionales.

1. GENERALIDADES
1.1. ¿QUÉ ES LA VACUNACIÓN?

La vacunación es el proceso que tiene por objetivo conseguir una respuesta inmunitaria o protección frente a una enfermedad determinada mediante la administración de una vacuna. Es posiblemente una de las mejores estrategias disponibles en Salud Pública.

1.2. ¿QUÉ ES UNA VACUNA?

Es un preparado biológico que se administra con el objeto de inducir y producir una respuesta inmunitaria (defensiva) en el organismo similar a la producida por la infección natural, dando como resultado la inmunización de dicha persona de tal forma que, si se produce un contacto con el agente infeccioso (virus, bacterias o toxinas liberadas por las bacterias) no haya riesgo de padecer la enfermedad.

El objetivo final de la vacunación es generar inmunidad y memoria inmunológica similar a la producida por la infección natural, pero sin el riesgo de la propia enfermedad

Por lo general las vacunas son muy seguras y producen muy pocas reacciones adversas y el viajero siempre debe tener en cuenta que, pese a la alta eficacia de las vacunas, siempre existe cierto riesgo de contraer las enfermedades frente a las que se ha vacunado. Por ello nunca se debe olvidar la importancia de las demás medidas preventivas.

2. PREVENCIÓN DE ENFERMEDADES Y VACUNAS

La vacunación es un método altamente eficaz para prevenir determinadas enfermedades infecciosas. Con los actuales programas de inmunización rutinarios, se protege a la mayoría de los niños del mundo frente a numerosas enfermedades infecciosas que antes se cobraban millones de vidas cada año. Para los viajeros, la vacunación ofrece la posibilidad de evitar graves enfermedades, sin embargo, todavía no se han desarrollado vacunas contra algunas de las infecciones más letales.

A pesar de su efectividad en la prevención de enfermedades, las vacunas no protegen totalmente al 100% de los receptores. El viajero vacunado debe saber que existe riesgo, minimizado, de contraer algunas de las enfermedades contra las que se ha vacunado, por ello deben seguir cumpliendo la educación sanitaria para prevenir enfermedades durante el viaje.

Las vacunas de enfermedades típicamente tropicales como fiebre amarilla se indican según la zona a visitar y el riesgo de trasmisión de la enfermedad. Pero es importante resaltar que la mayoría de las enfermedades que forman parte del calendario vacunal sistémico de los países occidentales (sarampión, polio, tétanos, etc.), son muy prevalentes en muchos países tropicales, por esa razón el viajero tiene que estar correctamente inmunizado frente a estas enfermedades antes de realizar un viaje.

Es importante ser consciente de que enfermedades como la difteria y la poliomielitis, que ya no ocurren en la mayoría de los países industrializados, pueden estar presentes en los países visitados; por ello entre las precauciones previas al viaje se deben incluir dosis de recuerdo de las vacunas de uso rutinario, si no se ha mantenido la pauta establecida, o realizar una pauta completa de inmunización para las personas que nunca se han vacunado.

Por otro lado, existen enfermedades poco frecuentes en nuestro medio y que no están incluido en nuestro calendario vacunal sistémico (fiebre tifoidea, hepatitis A) pero en países en vías de desarrollo constituyen una importante causa de morbimortalidad y por tanto está indicada la inmunización de estas vacunas en viajeros.

La vacunación también debe garantizarse a los habitantes de las zonas endémicas que viajan a lugares no endémicos con el fin de prevenir la introducción/reintroducción de enfermedades como poliomielitis, fiebre amarilla, sarampión o rubéola.

Otro aspecto a tener en cuenta es la posible exigencia legal de vacunación (certificado internacional de vacunación), establecida por algunos países para la circulación de viajeros en su territorio. Actualmente estas exigencias quedan, de forma general, prácticamente limitadas a la vacuna de la fiebre amarilla en algunas áreas de Sudamérica y África

Por las razones anteriores, estas medidas preventivas deberán recomendarse en los servicios médicos de forma **personalizada e individualizando** caso a caso.

3.1. CLASIFICACIÓN DE LAS VACUNAS

Como veremos las vacunas para viajeros incluyen: vacunas que se recomiendan antes de viajar a determinados países o regiones, vacunas requeridas para entrar a ciertos países y vacunas básicas utilizadas en la mayoría de los programas de rutina nacionales.

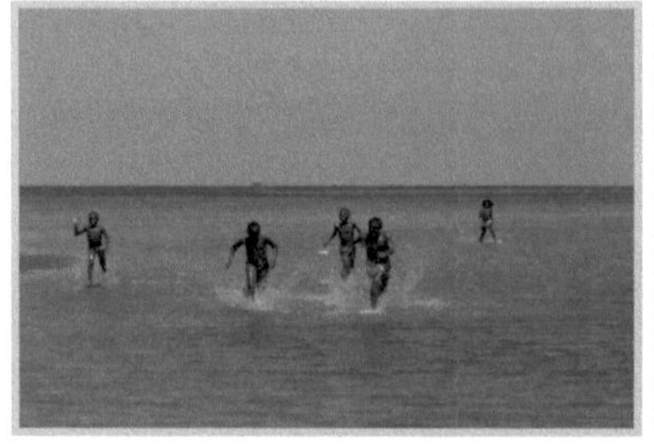 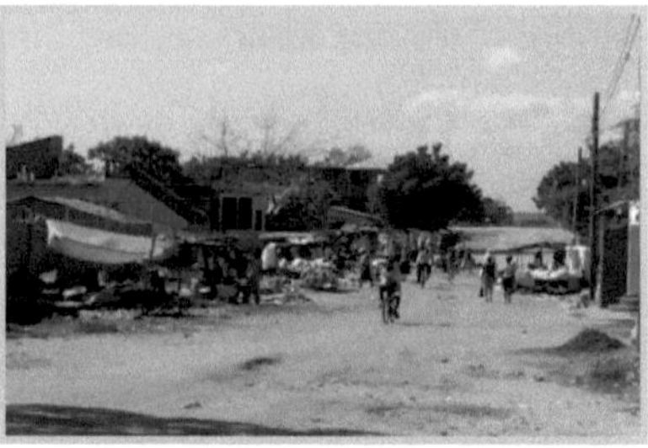

Así mismo atendiendo a su **clasificación microbiológica** y atendiendo a su clasificación podemos hablar de:

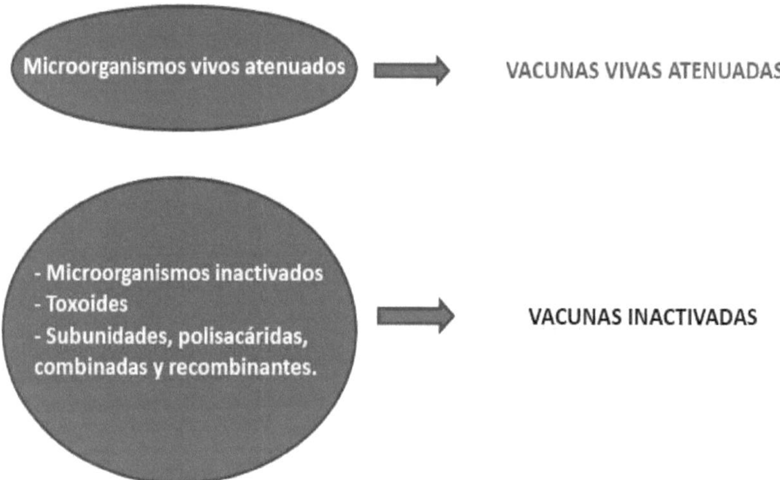

Vacunas ATENUADAS:

Son aquellas que contienen el microorganismo vivo atenuado (se ha eliminado la capacidad de producir daño en personas inmunocompetentes). Para conseguir el efecto inmune, deben replicarse en el ser humano y simular el efecto de la infección natural

Vacunas INACTIVADAS:

Son aquellas que contienen antígenos o partes antigénicas que no pueden replicarse, por lo que nunca podrán causar la enfermedad que previenen. Requieren múltiples dosis para conseguir una inmunidad duradera.

Si queremos especificar aún más en esta clasificación de vacunas podemos hablar de:
- **VACUNAS VIVAS ATENUADAS:** simulan la infección y la protección que confieren suele ser superior a la de las vacunas inactivadas.
- **VACUNAS INACTIVADAS:** a partir de patógenos inactivados mediante calor o productos químicos se elimina la capacidad del patógeno de replicarse, pero no su capacidad de estimular al sistema inmunitario.
- **VACUNAS DE TOXOIDES**: a partir de toxinas producidas por las bacterias que se denominan toxoides.
- **VACUNAS DE SUBUNIDADES:** contienen parte de los patógenos contra los que se quiere prevenir, en lugar de toda su estructura.
- **VACUNAS CONJUGADAS:** a partir de polisacáridos de las cápsulas bacterianas que se fusionan a proteínas que potencian la respuesta inmune.
- **VACUNAS RECOMBINANTES:** se usa ingeniería genética para producirlos antígenos incluidos en la vacuna

Vacunas habituales en nuestro medio:

1. <u>**VACUNAS ATENUADAS:**</u>
   o **PARENTERALES**:

- Stamaril® (Fiebre amarilla)
- Priorix® (Triple vírica)
  - **ORALES:**
    - Vaxchora® (Cólera oral)
    - Vivotif® (Fiebre tifoidea) (No se emplea de forma habitual).

2. **<u>VACUNAS INACTIVADAS:</u>**
- **PARENTERALES:**
  - Havrix 1440®, Vaqta 50®(VHA)
  - Engerix-B 20®, HBVAXPRO 10® (VHB)
  - Twinrix® (VHAB)
  - Boostrix®, Triaxis® (Tdpa)
  - Diftavax® (Td)
  - Typhim Vi® (Fiebre tifoidea)
  - FSME-IMMUN®/ Ticovac® (ECE)
  - Ixiaro® (Encefalitis Japonesa)
  - Rabipur® (Rabia)
  - Nimenrix®, Menveo® (Meningitis ACWY)
  - Imovax polio® (Polio inyectable)

- **ORALES:**
  - Dukoral® (Cólera Oral)

Desde el punto de **vista de Salud Internacional la OMS** clasifica las vacunas en **rutinarias, recomendadas y obligatorias** según el tipo de indicación.

Las vacunas **rutinarias, universales o sistémicas** son las incluidas habitualmente en calendarios vacunales sistémicos del niño y del adulto en el país de origen. Al realizar un viaje debe aprovecharse para administrar las vacunas, que siendo recomendables en la población general no se han realizado de manera sistémica. En niños repasar el calendario vacunal y en adultos sobre todo actualizar la vacuna del tétanos.

Debemos recordar como la mayoría de las vacunas administradas rutinariamente en la infancia requieren una o varias dosis de recuerdo periódicas para mantener niveles eficaces de inmunidad durante toda la vida. Los adultos, a menudo, descuidan mantener al día las vacunaciones de recuerdo, especialmente, si el riesgo de infección es bajo. Algunos adultos de más edad pueden no haberse vacunado nunca o bien pueden haber perdido la inmunidad con el tiempo.

Las vacunas **recomendadas o de uso selectivo** son más específicas para viajeros en general y se indican en función de la zona visitada. Se incluyen vacunas de uso habitual o muy frecuente, y otras de uso más restringido.

Las vacunas **obligatorias** son las exigidas por las autoridades sanitarias locales para entrar en determinados países. Es el caso de la fiebre amarilla, exigida por el Reglamento Sanitario Internacional, y el de la vacuna frente a meningococo, exigida a los visitantes de La Meca, en Arabia Saudí. Este tipo de vacunas sólo se administran en los Centros Vacunación Internacional, autorizados y aprobados por la OMS, en donde, además, se proporciona el Certificado Internacional de Vacunación.

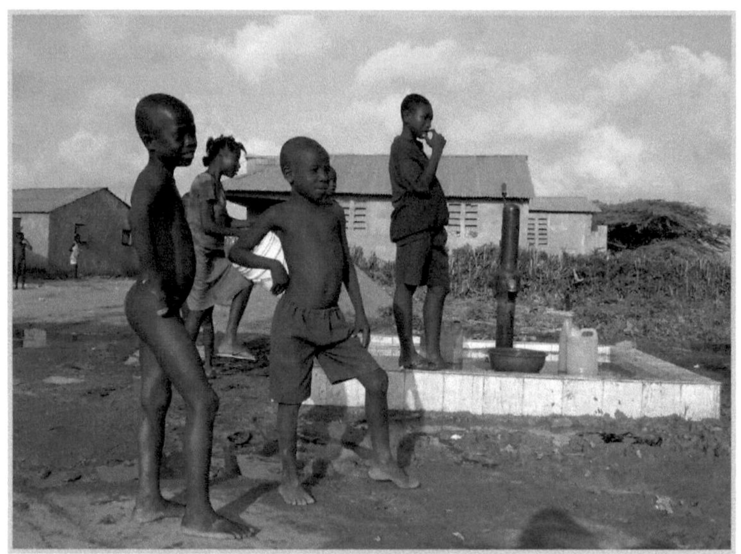

4.- BENEFICIOS DE LA VACUNACION

Podemos hablar de un beneficio individual y de un beneficio a nivel de toda la comunidad, por ello diferenciamos:

- **PROTECCIÓN INDIVIDUAL:**

Tanto de adultos sanos, como adultos con patologías o factores de riesgo crónicos.

- INMUNIDAD DE REBAÑO o COLECTIVA:

- Si se introduce una enfermedad contagiosa en un grupo de no vacunados, muchos se contagiarán al no tener protección frente a dicha infección.

- Si una proporción importante esta vacunada, la transmisión de la enfermedad será limitada.

- Según aumenta el número de vacunados, aumenta el efecto protector de la inmunidad de grupo.

- Se protege a personas que no se pueden vacunar.

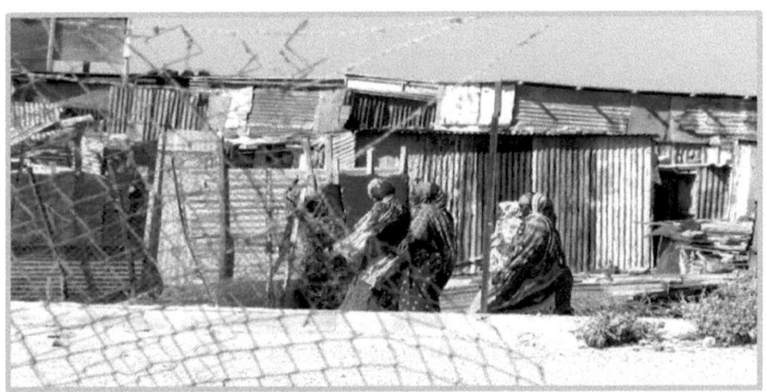

5. PAUTAS DE VACUNACIÓN:

El objeto de las pautas de vacunación es:

➢ Determinar el momento de iniciar la administración de la vacuna y los intervalos óptimos entre cada una de las dosis.

➢ Establecer el número de dosis, y el tiempo que debe de transcurrir entre ellas para conseguir un estado de inmunización óptimo.

Existen pautas de vacunación ACELERADAS (será tratado más adelante) con intervalos más cortos, para aquellas ocasiones en las que no se dispone de tiempo para completar la pauta recomendada antes del viaje.

A su vez podemos diferenciar entre:

- **PRIMOVACUNACIÓN:**

Son las primeras dosis de una vacuna que se necesitan para generar una respuesta inicial adecuada.

- **Dosis de RECUERDO O REFUERZO:**

Son las dosis adicionales que se requieren para mantener un nivel de protección adecuado a lo largo del tiempo.

En cuanto a la separación o INTERVALO RECOMENDADO ENTRE DOSIS DE UNA MISMA VACUNA, podemos considerar:

- **Intervalo mínimo:**
  - El tiempo necesario a garantizar entre las dosis y debe respetarse.
  - Una dosis que NO haya respetado el intervalo mínimo establecido, no permite garantizar que el sistema inmunitario genere la respuesta adecuada y NO se considera válida.
- **Intervalo máximo:**
  - Debido a la memoria inmunológica, intervalos más prolongados de los recomendados no hacen necesario reiniciar la pauta vacunal.

Otros aspectos que queremos considerar en este apartado son los que exponemos a continuación:
  - Debemos considerar las DOSIS ADMINISTRADAS previamente, VÁLIDAS siempre que estén registradas o identificadas y respeten los intervalos mínimos entre dosis.

- En algunas ocasiones, es posible que una dosis programada no se administre a tiempo. Si esto ocurre, la dosis debe administrarse en la siguiente visita.

  Los datos actuales indican que prolongar el intervalo vacunal más de lo establecido en las recomendaciones, no afecta a la inmunogenicidad de la vacuna. En consecuencia, un intervalo prolongado entre dosis no requiere reiniciar la serie ni agregar dosis de vacuna. Una excepción en la vacuna antirabica pre exposición, en estos casos si se prolonga el intervalo entre dosis es necesario evaluar el estado inmunitario del paciente tras la última dosis puesta antes de decidir la actitud a tomar.

- Así mismo toda pauta vacunal interrumpida, puede retomarse independientemente del periodo de tiempo que haya pasado retomándose donde quedo interumpida (EXCEPCIÓN: Vacuna oral frente al cólera DUKORAL®, cuando han transcurrido más de 6 semanas entre las dos dosis debe reiniciarse la vacunación).

6. INTERACCIONES ENTRE VACUNAS Y MEDICAMENTOS

A. FARMACOS

Vacunas orales vivas atenuadas contra la fiebre tifoidea y cólera.

En general, se deben evitar vacunas vivas atenuadas en viajeros inmunocomprometidos, incluidos los que toman inmunomoduladores, inhibidores de la calcineurina, agentes citotóxicos, antimetabolitos y esteroides a dosis altas.

Los agentes antimicrobianos pueden ser activos contra vacunas orales como la fiebre tifoidea y cólera y pueden ocasionar una respuesta inmune inadecuada a las mismas. La vacunación oral de la fiebre tifoidea debe retrasarse >72 horas y la vacuna oral del cólera >14 días después del uso de antimicrobianos. La vacuna parenteral de la fiebre tifoidea es una alternativa a la vacuna oral contra la fiebre tifoidea para los viajeros que han recibido antibióticos recientemente, actualmente no existe vacuna parenteral del cólera.

La cloroquina y atovacuona-proguanil a dosis de quimioprofilaxis del paludismo pueden administrarse simultáneamente con la vacuna oral contra la fiebre tifoidea. Los datos de la vacuna oral contra el cólera sugieren que la respuesta inmune de la vacuna puede disminuir cuando se administra concomitantemente con cloroquina. La vacuna oral viva atenuada contra el cólera debe administrarse al menos 10 días antes de comenzar la profilaxis con cloroquina. No parece existir disminución de la inmunogenicidad al administrar la vacuna oral del cólera y atovacuona-proguanil.

Vacuna contra la rabia. El uso concomitante de cloroquina puede reducir la respuesta de anticuerpos a la vacuna intradérmica contra la rabia previa a la exposición. La vía intramuscular debe usarse para las personas que toman cloroquina al mismo tiempo.

Fármacos con efecto inmunosupresor: Los fármacos que inducen inmunosupresión severa (Inmunosupresores, corticoides), contraindican la administración de vacunas ATENUADAS. Las vacunas INACTIVADAS, no presentan contraindicación, pero su respuesta puede verse afectada, lo que se recomienda su administración, antes o a la finalización del tratamiento.

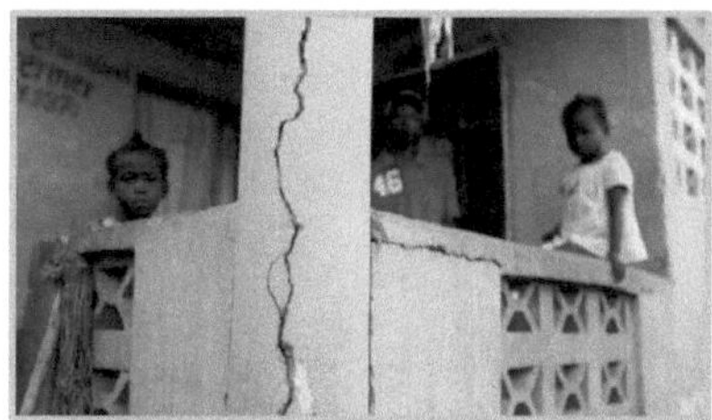 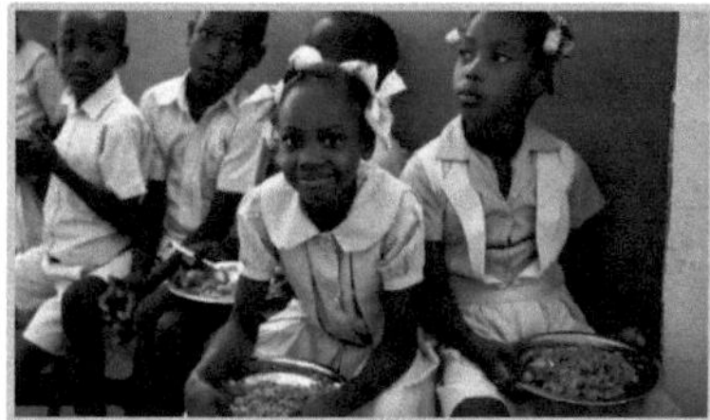

B. INTERACCIONES ENTRE VACUNAS E INMUNOGLOBULINAS.

Los anticuerpos adquiridos pueden interferir con la respuesta inmunitaria a determinadas vacunas.

La respuesta inmunitaria a las **INACTIVADAS**, generalmente no se ve afectada por los productos que contienen anticuerpos. La respuesta inmunitaria a algunas vivas **ATENUADAS**, puede verse afectada por la recepción de inmunoglobulina según tipo de vacuna, cantidad de anticuerpos y momento de la administración.

La inmunidad pasiva que confiere la administración de inmunoglobulinas o hemoderivados portadores de anticuerpos puede contrarrestar la respuesta inmunitaria a las vacunas **víricas ATENUADAS parenterales**. La inmunogenicidad de la vacuna contra la **fiebre amarilla** no se afecta por la administración concurrente de productos inmunobiológicos, probablemente porque la sangre de los que deriva contiene pocos anticuerpos específicos. **Las vacunas INACTIVADAS, las ATENUADAS ORALES y la ANTIGRIPAL ATENUADA INTRANASAL** no muestran interferencias con otros productos inmunobiológicos, pues no se inhiben por la recepción previa de estos preparados. La recepción previa de estas vacunas no obliga a demorar la administración de preparados inmunobiológicos para que estas resulten eficaces.

ADMINISTRACIÓN NO SIMULTÁNEA		
PRODUCTO ADMINISTRADO		**INTERVALO MÍNIMO ENTRE DOSIS**
1ª	2ª	
SANGRE / INMUNOGLOBULINA	VACUNA INACTIVADA	Ninguno
VACUNA INACTIVADA	SANGRE / INMUNOGLOBULINA	Ninguno
SANGRE / INMUNOGLOBULINA	VACUNA ATENUADA	En relación con la dosis
VACUNA ATENUADA	SANGRE / INMUNOGLOBULINA	2 semanas

C. INTERACCIONES VACUNAS y MANTOUX (PRUEBA de TUBERCULINA)

TRIPLE VÍRICA y VARICELA. No produce interferencia con la respuesta a la vacunación, pero sí en la lectura del Mantoux. El Mantoux debe de realizarse antes o simultáneamente a la administración de estas vacunas, ya que pueden producir disminución temporal de la sensibilidad a la tuberculina. Si es posterior, esperar al menos 6 semanas para evitar falsos negativos.

7.- COMBINACIONES VACUNALES Y CO-ADMINISTRACIÓN DE VACUNAS.

Debemos tener presente unas consideraciones generales como son emplear diferentes sitios anatómicos o no mezclar vacunas distintas en la misma jeringa.

La administración concomitante de múltiples vacunas, incluidas las vacunas vivas atenuadas, generalmente es segura y efectiva. Sin embargo, es necesario considerar el espaciamiento entre la administración de algunas vacunas que no se administran al mismo tiempo.

No suelen dar problemas la coadministración entre vacunas INACTIVADAS. Las vacunas inactivadas, generalmente, no interfieren con otras vacunas inactivadas o vivas. Sin embargo, la administración de inyecciones múltiples en una sola visita requiere sitios (diferentes miembros) para cada inyección, o espaciar los sitios de inyección al menos 2,5 cm, con el fin de distinguir la causa de cualquier reacción local.

La administración simultanea de vacunas es particularmente útil para viajeros internacionales para quienes la exposición a varias enfermedades infecciosas simultaneas podría ser una posibilidad a considerar.

Las vacunas **VIVAS ATENUADAS** como: Fiebre Amarilla + Triple vírica se deben administrar separadas 28 días.

Las vacunas **ATENUADAS orales y las ATENUADAS parenterales** pueden administrarse en cualquier momento, antes o después de cada una de ellas.

En la actualidad se dispone de una serie de vacunas combinadas que ofrecen protección contra más de una enfermedad y, es probable, que en próximos años se disponga de nuevas combinaciones. Para vacunaciones rutinarias de la infancia, las vacunas combinadas difteria/tétanos/tos ferina (DTP) y sarampión/parotiditis/rubéola (triple vírica) se usan ampliamente en niños. Otros ejemplos de vacunas combinadas actualmente disponibles son hepatitis A+B y hepatitis A+tifoidea, VPI+DTP, VPI+DTP+Hib, triple vírica + varicela y VPI+DTP+HepB+Hib9. En algunos países también se dispone de una nueva vacuna combinada de Haemophilus Influenzae tipo b y Neisseria Meningitidis tipo C (Hib/MenC) y vacunas Y (Hib + MenC o Hib + MenC.

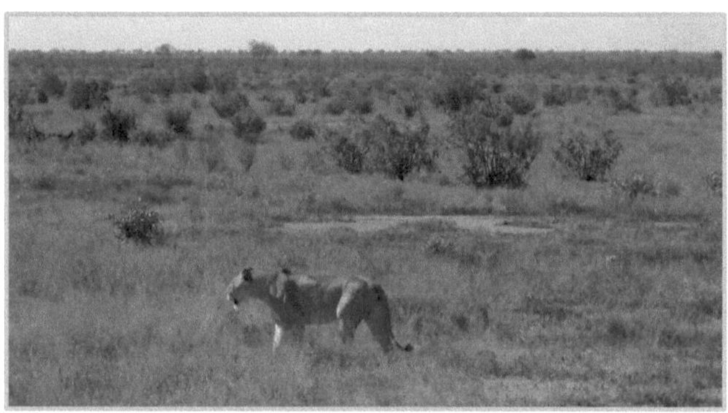

En adultos, la vacuna combinada difteria-tétanos, se prefiere a la vacuna antitetánica monovalente. Las vacunas combinadas, ofrecen importantes ventajas para los viajeros al reducir el número de inyecciones. En general, las vacunas combinadas aprobadas son tan seguras y efectivas como las vacunas monovalentes individuales. Sin embargo, al comparar los efectos adversos tras la vacuna triple vírica y las combinadas con varicela, la primera dosis de vacuna combinada con varicela se asocia con un riesgo ligeramente elevado de convulsiones febriles después de la vacunación.

3.3. TIEMPO DE ESPERA EN LA ADMINISTRACIÓN DE DISTINTAS VACUNAS:

TIPOS DE VACUNA	INTERVALO MÍNIMO
Entre 2 vacunas inactivadas	Ninguno
Entre inactivada y atenuada	Ninguno
Entre 2 atenuadas no simultáneas	4 semanas*

***No aplicable a vacunas ATENUADAS orales (por ejemplo, VAXCHORA®)**

A pesar de ello no olvidar que, si es posible, es mejor dejar un intervalo de al menos 48 horas entre vacunas para poder observar los efectos adversos que puedan producirse tras la vacunación.

En el caso de **Tétanos/difteria/tosferina (dTpa) + meningitis tetravalente** el Intervalo es el siguiente:

✓ Si es **Menveo®** no requiere intervalo mínimo.

✓ Si es **Nimenrix®**, vacunar simultáneamente o intervalo de un mes, administrando primero Nimenrix®.

La mayoría de las vacunas vivas pueden administrarse simultáneamente, procurando su administración en diferentes localizaciones anatómicas. Sin embargo, si dos vacunas vivas no se inyectan el mismo día, deberá haber un intervalo de al menos cuatro semanas entre las dos. Si el lapso de 4 semanas no es posible, se podría valorar la posibilidad de administrar la segunda vacuna para brindar cierta protección, pero sabiendo que deberá ser readministrada ≥4 semanas después si el viajero continua en riesgo.

Se han notificado tasas más bajas de seroconversión para parotiditis, rubéola y fiebre amarilla (pero no para el sarampión), en pacientes vacunados simultáneamente con fiebre amarilla y triple vírica, en comparación con los sujetos que recibieron estas dos vacunas con un intervalo de 30 días.

Estas observaciones sobre el distanciamiento entre dosis de vacunas vivas no administradas en la misma visita se aplican solo a vacunas inyectables vivas, por lo que la vacuna oral viva contra el cólera (CVD 103-HgR, Vaxchora, PaxVax) puede administrarse simultáneamente o en cualquier intervalo antes o después de la administración de la mayoría de vacunas.

Una excepción a esta regla es la vacuna oral contra la fiebre tifoidea Ty21a. **Vaxchora® y Vivotif®**: Debe haber un intervalo de al menos 2 horas entre la administración de Vaxchora® y la vacuna antitifoidea oral Vivotif® Ty21a, puesto que la solución tampón administrada habitualmente con Vaxchora® puede afectar al tránsito de la cápsula a través del tránsito gastrointestinal.

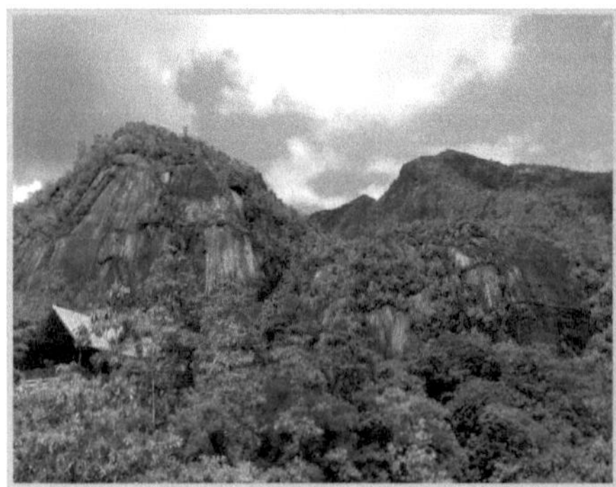 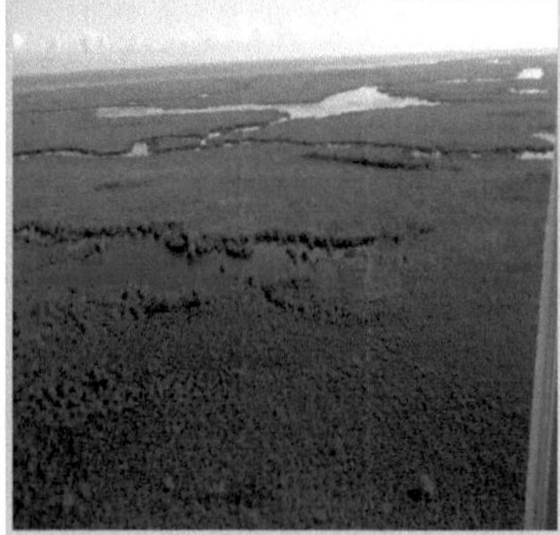

9. CONTRAINDICACIONES DE LAS VACUNAS

Lo primero que debemos realizar es que antes de administrar una vacuna debemos revisar siempre la ficha técnica. Dicho esto, entre las **contraindicaciones permanentes** de las vacunas destacamos:

- Reacción alérgica anafiláctica a una dosis previa de una vacuna.

- Reacción alérgica anafiláctica a algún componente de la misma.

- Antecedente de encefalopatía o encefalitis en los 7 días posteriores a la recepción de una dosis de cualquier vacuna con un componente antipertúsico (Dtpa) en la infancia, no atribuibles a otra causa, de las que no se hubiera recuperado completamente en una semana.

Los componentes con capacidad alergénicas de las distintas vacunas se pueden consultas en la ficha técnica: "**composición cualitativa y cuantitativa y lista de excipientes**".

Los componentes de la vacuna usualmente responsables de las reacciones pueden incluir adyuvantes, proteínas animales, antibióticos, el antígeno de la vacuna, conservantes (por ejemplo, timerosal) o estabilizadores (por ejemplo, gelatina).

1. Antibióticos y conservantes

Algunas vacunas contienen trazas de antibióticos o conservantes a los que las personas pueden ser alérgicas. Los antibióticos utilizados durante la fabricación de vacunas incluyen gentamicina, neomicina, polimixina B y estreptomicina. Los antibióticos que tienen más probabilidades de causar reacciones alérgicas graves (por ejemplo, penicilina, cefalosporinas y sulfamidas) no están incluidos en las vacunas.

Por ello antes de administrar una vacuna debemos revisar la posibilidad de alergia a antibióticos.

La vacuna contra la hepatitis A, algunas vacunas contra la hepatitis B, algunas vacunas contra la influenza, la vacuna MMR, la vacuna contra la rabia, la vacuna contra la viruela y la vacuna contra la varicela contienen trazas de neomicina u otros antibióticos; La cantidad es menor de lo que normalmente se usaría para la prueba cutánea para determinar la hipersensibilidad. Sin embargo, las personas que han experimentado reacciones anafilácticas a la neomicina generalmente no deben recibir estas vacunas. La mayoría de las veces, la respuesta alérgica a la neomicina es una dermatitis de contacto, una manifestación de una respuesta inmunitaria de tipo retardado (mediada por células), en lugar de anafilaxia.

2. Proteína de huevo

El alérgeno de proteína animal más común es la proteína de huevo en las vacunas preparadas con huevos de gallina embrionados (por ejemplo, vacuna contra la fiebre amarilla o algunas vacunas contra la gripe). En estos casos las manifestaciones clínicas pueden llegar a ser grave.

Las personas con antecedentes de alergia al huevo que solo han experimentado urticaria tras la exposición al huevo pueden recibir la vacuna contra la influenza siempre que sea considerado por el medico prescriptor de la vacuna en ese acto vacunal. Se puede usar cualquier vacuna contra la influenza autorizada y recomendada que sea apropiada para la edad y el estado de salud del receptor.

En el resto de los casos habría que ser una valoración individualizada del paciente antes de decidir si procede o no la vacunación. Ojo a la posibilidad de cuadro alérgicos graves en estos pacientes.

Es siempre recomendando también revisar el apartado **contraindicaciones.** La mayoría de las contraindicaciones a las vacunas son temporales, y a menudo estas se pueden administrar más tarde cuando la afección que conduce a una contraindicación ya no existe.

<u>Entre las contraindicaciones Temporales para la vacunación destacamos:</u>

A. Embarazo:
- ATENUADAS: contraindicadas de forma temporal la administración de cualquier vacuna atenuada (vírica o bacteriana).
- INACTIVADAS: se pueden y algunas se deben, administrar en el embarazo (gripe en cualquier trimestre del embarazo y la vacuna de la tosferina (Tdpa) entre la 27 y 36 semanas de gestación).

B. Inmunodepresión
- ATENUADAS: CONTRAINDICADAS (con excepciones) si inmunodepresión o tratamiento inmunosupresor.

- INACTIVADAS: se pueden administrar, aunque la inmunodepresión puede condicionar una respuesta inadecuada de las vacunas y es posible que precisen dosis adicionales.

C. Enfermedad moderada o grave con o sin fiebre

- Contraindicación temporal para la administración de las vacunas, salvo situación de riesgo epidémico muy elevado.

- Una vez desparecida la situación podrán recibir vacunas

10.- PRECAUCIONES DE LAS VACUNAS

Son situaciones en las que la administración de una vacuna condiciona:

- ✓ un mayor riesgo de presentar un efecto adverso o
- ✓ respuesta inmunitaria a la vacuna insuficiente que no permita obtener una adecuada protección.

Por ello debemos valorar el cociente riesgo/beneficio antes de decidir la administración de la vacuna en cuestión.

En determinadas circunstancias en las que el beneficio es superior al riesgo (p. e. situación de epidemia) la vacuna puede administrarse.

Las siguientes situaciones las podemos considerar como precauciones:

- Encefalopatía progresiva, epilepsia refractaria al tratamiento farmacológico u otro trastorno neurológico no estacionario de causa desconocida: Se recomienda retrasar la vacunación frente a la TOSFERINA hasta la estabilización del proceso.

- Historia de síndrome de Guillain-Barré en las 6 semanas posteriores a la administración de una vacuna: Valorar con precaución la conveniencia o no de administrar una dosis posterior de dicha vacuna.

- Historia de reacciones de hipersensibilidad de tipo Arthus después de una dosis previa de una vacuna que contiene toxoide diftérico toxoide tetánico: Postergar la vacunación hasta que hayan transcurrido, al menos, **10 años** desde la última dosis de vacuna que contenga estos toxoides.

- Pacientes con enfermedades crónicas y/o inmunodepresión:
  - o Las vacunas ATENUADAS están contraindicadas en la mayoría de las situaciones.
  - o La respuesta a las vacunas INACTIVADAS puede ser subóptima en algunos de estos pacientes.

11.- REACCIONES ADVERSAS A LAS VACUNAS

Las vacunas modernas son seguras y eficaces Se han notificado efectos adversos después de la inmunización con todas las vacunas, que van desde reacciones frecuentes, leves y locales (por ejemplo, dolor en el lugar de la inyección) hasta enfermedades sistémicas graves y extremadamente raras, como las asociadas con la vacuna contra la fiebre amarilla.

EFECTO ADVERSO: "Es un acontecimiento nocivo y no deseado que se produce por la administración de un medicamento a las dosis normalmente usadas en el ser humano, ya sea como profilaxis, diagnóstico o tratamiento".

Para considerar que es un efecto adverso a un fármaco no es suficiente con que haya una relación temporal, sino que tiene que haber una relación causal entre el fármaco y el evento deseado. En el caso de las vacunas, se describen en el apartado correspondiente de su Ficha técnica.

Las reacciones adversas inducidas por la vacunación se clasifican en:

- **LOCALES**: DOLOR, ENROJECIMIENTO e HINCHAZÓN en la zona de punción, suelen ser las más frecuentes y las menos graves. Tratamiento: Frío local.
- **SISTÉMICAS**: como FIEBRE, son menos frecuentes. Tratamiento de la fiebre tras la vacunación: Si se presenta fiebre (≥38 °C) se puede usar paracetamol.
- **ALÉRGICAS**: como ANAFILAXIA, son las más graves y las menos frecuentes. Algunas vacunas tienen componentes que pueden producir alergias: huevo, látex, antibióticos….

Para comprobar alergias a algún componente de la vacuna → consultar siempre en **Ficha Técnica** lo apartados:
- ✓ **apartado 2** (composición cualitativa y cuantitativa),
- ✓ **apartado 6.1** (lista de excipientes), y
- ✓ **apartado 4.3** (contraindicaciones).

La ANAFILAXIA es rara, pero puede ser fatal. Ante la sospecha, es importante el uso precoz de la adrenalina y corticoides por vía parenteral. Se debe diferenciar de un efecto adverso frecuente, los EPISODIOS VASOVAGALES, incluso con pérdida de conciencia de unos segundos de duración, que se caracteriza por:

- Ocurren inmediatamente o en los primeros minutos tras la vacuna.
- El riesgo más importante de esta situación es el posible daño ocasionado por la caída.
- Para evitarlos o minimizar los riesgos se recomienda: mantener sentado al interesado en una silla mientras se vacuna y recomendarle que se mantenga sentado o acostado si se le nota pálido o ansioso.

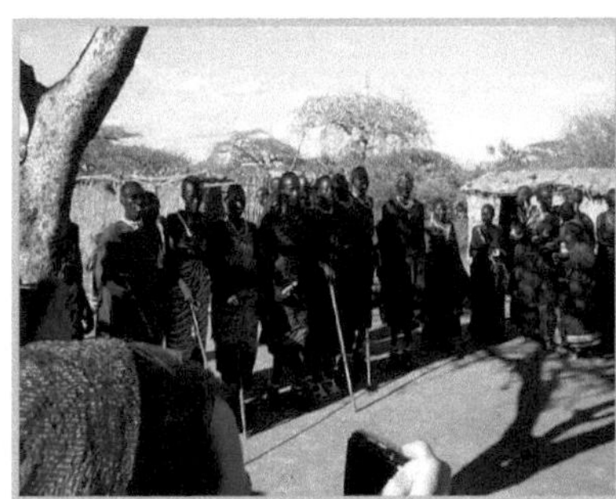
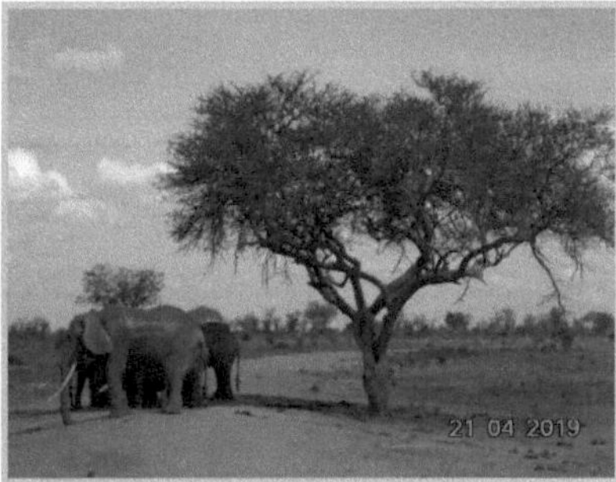

ANAFILAXIA y CUADRO VASOVAGAL

ANAFILAXIA:

- Reacción adversa posvacunal SEVERA de rápida aparición (< 15 m`.)
- Con posibilidad de compromiso:
  - **RESPIRATORIO** (tos, sibilancias, estridor, distrés respiratorio, inflamación de VAS) **y/o** **CIRCULATORIO** (pulso carotideo débil, taquicardia e hipotensión) y/o pérdida de conciencia.

o **SINTOMAS CUTÁNEOS** (prurito, eritema, urticaria, angioedema) y/o **SINT. GASTRO-INTESTINALES** (diarrea, náuseas, vómitos).

Se trata de una emergencia vital, siendo necesario tratamiento precoz e inmediato.

CUADRO VASOVAGAL

Reacción adversa posvacunal LEVE y de aparición muy rápida que puede cursar con:

- Pérdida de conciencia SIN compromiso respiratorio ni circulatorio.

- Respiratorio: no alteraciones.

- Circulatorio: pulso carotideo presente, bradicardia, e hipotensión.

- Cutáneo: palidez y frialdad.

El tratamiento se basa en colocar al paciente en decúbito supino y control de constantes.

12.- OBLIGATORIEDAD DE LAS VACUNAS

Según la Ley 33/2011, de 4 octubre, General de Salud Pública: la vacunación en España es voluntaria excepto en los supuestos previstos en la Ley Orgánica 3/1986, de 14 de abril, de Medidas especiales en materia de salud pública que son:

- Art 1: Al objeto de proteger la salud pública y prevenir su pérdida o deterioro, las autoridades sanitarias podrán adoptar las medidas previstas en la presente Ley cuando así lo exijan razones sanitarias de urgencia o necesidad.

- Art 3: Con el fin de controlar enfermedades transmisibles.

LAS VACUNAS EN ESPAÑA NO SON OBLIGATORIAS

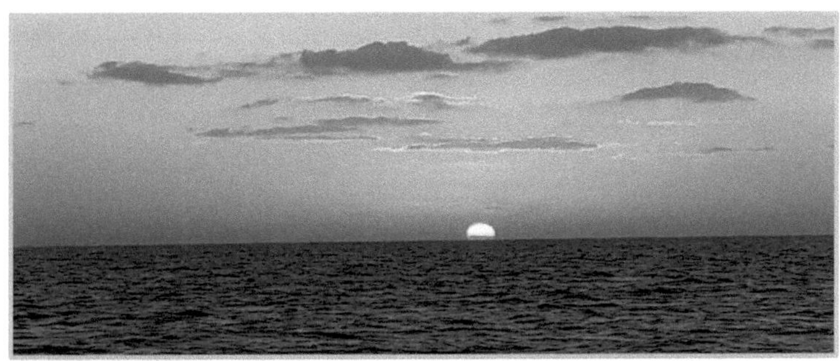

13.- ACTO VACUNAL

El acto vacunal comprende una serie de eslabones destacando:

- **Conservación de las vacunas** con mantenimiento idóneo de la temperatura:

- Temperatura de refrigeración entre 2-8ºC.

- Controlar diariamente la temperatura de la nevera donde se conservan.

- Desechar si se congelan.

- Consultar la validez si se pierde la cadena de frio (depende del tiempo transcurrido, la temperatura alcanzada y el tipo de vacuna).

- **Paciente correcto**: comprobar nombre, apellidos y edad.

- Comprobar si el paciente tiene algún tipo de **ALERGIAS.**

- **VACUNA CORRECTA:** comprobar que la vacuna a administrar es la indicada, que está en perfectas condiciones y no caducada.

- **DOSIS CORRECTA:** comprobar que la dosis a administrar es la que corresponde según registro.

- **VIA DE ADMINISTRACIÓN CORRECTA:** asegurarnos de que usamos la vía de administración correcta para esa vacuna.

A continuación, en la siguiente tabla indicamos las recomendaciones de Longitud de aguja y lugar de inyección de las inyecciones IM para niños de ≤ 18 años (por edad) y adultos de ≥ 19 años (por sexo y peso).

Longitud de la aguja y lugar de inyección de las inyecciones IM para niños de ≤ 18 años (por edad) y adultos de ≥ 19 años (por sexo y peso)		
Grupo de edad	**Longitud de la aguja**	**Sitio de inyección**
Niños (desde el nacimiento hasta los 18 años)		
Recién nacidos[a]	(16 mm)[b]	Muslo anterolateral
Bebés, de 1 a 12 meses	25 mm	Muslo anterolateral
Niños pequeños, 1-2 años	25-32 mm	Muslo anterolateral[c]
	16-25 mm	Músculo deltoides del brazo
Niños, 3-10 años	16-25 mm	Músculo deltoides del brazo[c]
	25-32 mm	Muslo anterolateral

Longitud de la aguja y lugar de inyección de las inyecciones IM para niños de ≤ 18 años (por edad) y adultos de ≥ 19 años (por sexo y peso)

Grupo de edad	Longitud de la aguja	Sitio de inyección
Niños, 11-18 años	16-25 mm	Músculo deltoides del brazo[c]
	25-38 mm	Muslo anterolateral
Adultos (≥19 años)		
Hombres y mujeres, <60 kg	25 mm[d]	Músculo deltoides del brazo
Hombres y mujeres, 60-70 kg	25 mm	
Hombres, 70-118 kg	25-38 mm	
Mujeres, 70-90 kg		
Hombres, >118 kg	38 mm	
Mujeres, >90 kg		
Hombres/mujeres, cualquier peso	38 mm [e]	Muslo anterolateral

Abreviatura: IM = intramuscular.

[a] Primeros 28 días de vida.

[b] Si la piel está tensa y los tejidos subcutáneos no están agrupados.

[c] Sitio preferido.

[d] Algunos expertos recomiendan una aguja de 25mm para hombres y mujeres que pesan <60 kg, si se usa, la piel debe estirarse firmemente (no agrupar el tejido subcutáneo)

e) Algunos expertos recomiendan una aguja de 38 mm si la piel está tensa y los tejidos subcutáneos no están agrupados.

- **Registro correcto** en cartilla y programa informático.

<u>VÍA DE ADMINISTRACIÓN DE VACUNAS EN ADULTOS</u>

IM	Deltoides.	Td, Dtpa,VHA, VHB, VHAB, Triple vírica2, Fiebre tifoidea1, Meningitis ACWY (Nimenrix®1), Rabia, ECE, Encefalitis Japonesa, Neumococo, Polio.
Subcutánea	Cara lateral externa de la parte proximal del brazo.	Fiebre amarilla
Oral	Ingesta oral	Cólera, Fiebre tifoidea (Vivotif®)

o Las vacunas inyectables se administran por vía intramuscular y subcutánea.

El método de inyección depende en parte de la presencia de un adyuvante en algunas vacunas. El adyuvante se refiere a un componente de la vacuna, distinto del antígeno, que mejora la respuesta inmunitaria al antígeno. El personal que pone la vacuna deben inyectar las vacunas que contengan un adyuvante en un lugar anatómico con masa muscular, es decir vía intramuscular, ya que la administración subcutánea o intradérmica puede causar induración local, inflamación, irritación, decoloración de la piel y formación de granulomas.

Recordar al paciente que:

- Debe permanecer 30 minutos por si reacción alérgica.
- Tras la inyección, es habitual que aparezcan molestias en la zona: lesiones con dolor que puede prolongarse durante semanas o adenopatías en la axila.
- Si dolor o inflamación puede aplicarse frio local en la zona (bote de refresco o bolsa de los congelados).
- Tomar antitérmico si aparición de fiebre, si ésta continua en el tiempo consultar con su médico.
- No realizar deporte el mismo día de la vacunación.

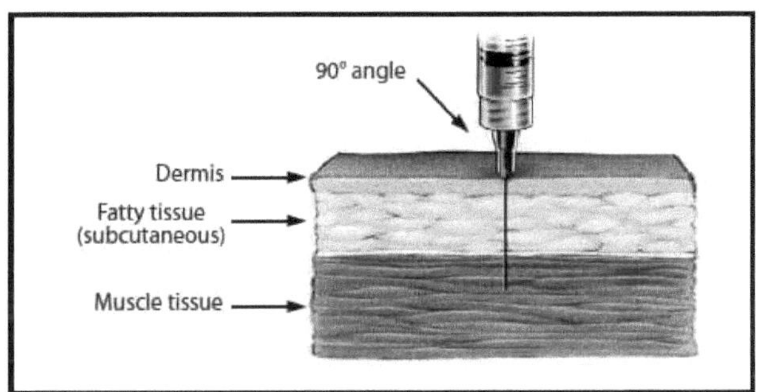

Inyección intramuscular

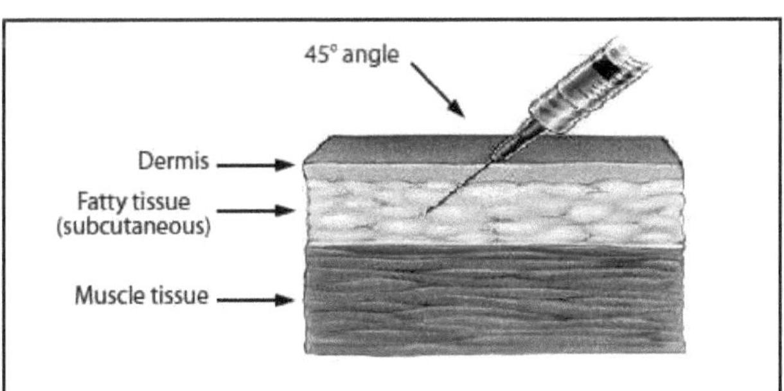

Inyección subcutánea

14.-TIEMPO PARA CREAR INMUNIDAD.

Cada vacuna necesita un tiempo para crear inmunidad. Generalmente el tiempo oscila entre 10 días y 1 mes. Algunas vacunas necesitan más de 1 dosis para proteger de forma efectiva.

Planifica tus viajes con tiempo

Consulta las vacunas necesarias

AL MENOS MES Y MEDIO ANTES!!!

TIEMPO DE DIFERENTES VACUNAS PARA CREAR INMUNIDAD

- ✓ **FSME IMMUN/TICOVAC ®:**
  - o Protección a los 14 días de la 2ª dosis
  - o 1,5 meses si pauta normal /1 mes si pauta acelerada.

- ✓ **IXIARO®:**
  - o Protección a la semana de primovacunación.
  - o 5 semanas si pauta normal/14 días si pauta acelerada (0, 1 sem)
- ✓ **IMOVAX VPI®: 1 mes antes**

- ✓ **RABIPUR®:**
  - o Protección 7 días después de primovacunación
  - o Poner 15 días antes.

✓ **TYPHIM Vi®:** 14 días antes

✓ **HAVRIX 1440®:** 14 días antes

✓ **MENVEO®:** 10-14 días antes

✓ **NIMENRIX®:**10-14 días antes

✓ **STAMARIL®:** 10 días antes

✓ **VAXCHORA®:** 10 días antes

✓ **DUKORAL®:** 7 días antes (empezar14 días antes)

✓ **VIVOTIF®:** 7 días antes (empezar 12 días antes)

15.- REGLAMENTO SANITARIO INTERNACIONAL Y VACUNAS

15.1.- CERTIFICADO INTERNACIONAL DE VACUNACIÓN

Las Autoridades Locales de algunos países que visitamos pueden exigirnos un Certificado Internacional de Vacunación para entrar en su país. Este tipo de vacunación sólo se administra en los Centros de Vacunación Internacional autorizados y aprobados por la Organización Mundial de la Salud, en donde se proporciona el Certificado Internacional de Vacunación.

Algunas vacunaciones están sometidas a Reglamentación Internacional; Fiebre amarilla, Meningitis tetravalente y Poliomielitis. Se consideran como vacunas OBLIGATORIAS y serían aquellas vacunas que las autoridades de un país pueden requerir a los viajeros que llegan al mismo, una prueba de haberla recibido (Certificado Internacional de Vacunación).

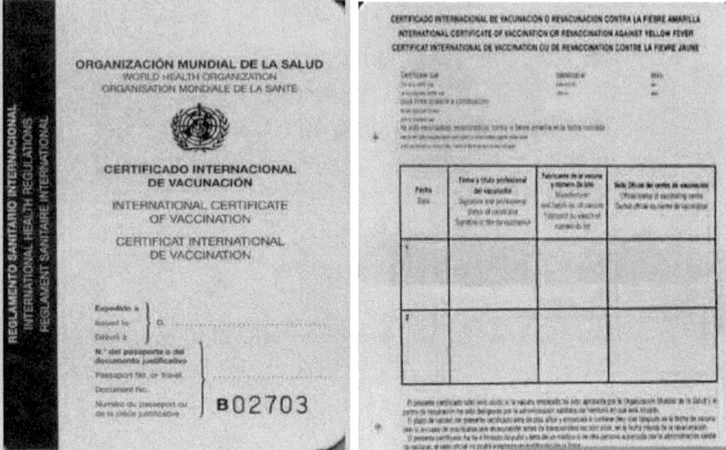

1. FIEBRE AMARILLA:

- Enfermedad vírica de declaración internacional obligatoria, que se transmite por la picadura de un mosquito infectado.

- La vacunación es obligatoria para entrar en algunos países (situación sanitaria mundial por países, ver anexo).

- Sólo se administra en los Centros de Vacunación autorizados y aprobados por la Organización Mundial de la Salud, donde se expide el Certificado Internacional de Vacunación.

- Independientemente de su posible exigencia, se recomienda esta vacunación a todos los viajeros que se dirijan a zonas infectadas de África y América del Sur.

- Su validez legal comienza a partir de los 10 días de la fecha de vacunación y se mantiene durante toda la vida de la persona vacunada, según lo recogido en la Resolución de fecha 16 de julio de 2016 de la OMS (Asamblea Mundial de la Salud WHA 67ª.13 y 69ª), en la que, a partir de entonces, ningún país requiere la revacunación frente a la FA cada 10 años

- El certificado internacional de vacunación es un documento sanitario donde figura la fecha, el título profesional del vacunador, el fabricante de la vacuna y número de lote y el sello oficial del centro de vacunación de la Fiebre Amarilla (FA). Dicho certificado es exigible a los viajeros procedentes de países endémicos de FA. Debe estar impreso en inglés o francés y se admite añadir otra lengua. Sólo es válido si la vacuna empleada ha sido aprobada por la OMS y si la vacunación se ha realizado en un centro designado por la administración sanitaria nacional. Debe ser firmado por personal habilitado para ello. Si existen motivos para no administrar la vacuna, se expedirá un certificado médico de exención en los Centros de Vacunación Internacional.

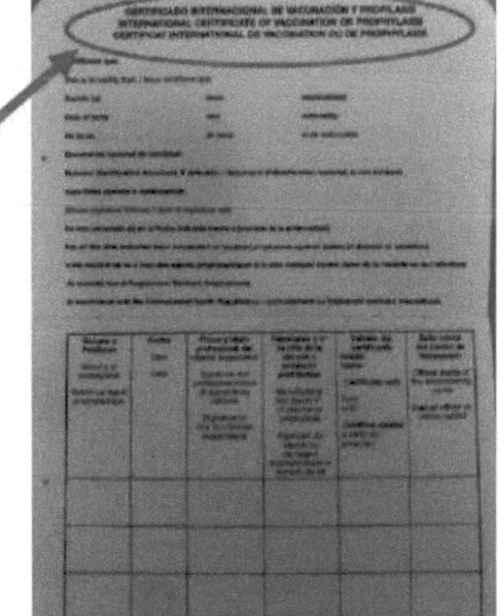

Esa página está reservada a los Centros de Vacunación Internacional para:
- ✓ Fiebre Amarilla
- ✓ Polio con obligación de certificado.

2. POLIOMIELITIS:

Algunos países pueden requerir la vacunación frente a la polio previa a la entrada en el país, especialmente a viajeros procedentes de países exportadores de poliovirus salvajes o con poliovirus circulantes de origen vacunal.

3. MENINGITIS TETRAVALENTE:

La vacunación contra la enfermedad meningocócica es exigida por Arabia Saudí a todos los peregrinos que visitan La Meca anualmente (Hajj) o en cualquier otro período (Umrah). Actualmente, y tras la aparición en los años 2000 y 2001 de casos de enfermedad meningocócica asociada a N. meningitidis W-135 entre los peregrinos, se exige vacunación con la vacuna tetravalente (A, C, Y, W-135).

15.2.- CUÁNDO SE DEBE ACUDIR A UN CENTRO DE VACUNACIÓN?

Antes de realizar un viaje internacional, el viajero debe acudir a un centro especializado en Viajes Internacionales y Medicina del Viajero. Esta consulta debe producirse como mínimo de 4 semanas (4-6 otros autores) antes del inicio del viaje, ya que muchas de las pautas de vacunación o quimioprofilaxis requieren de este tiempo para ser efectivas, usualmente de 10 a 14 días en el caso de la vacunación, y además en algunos casos se necesitan varias dosis en la primovacunación. No obstante, los viajeros de última hora también pueden beneficiarse de dicha consulta médica.

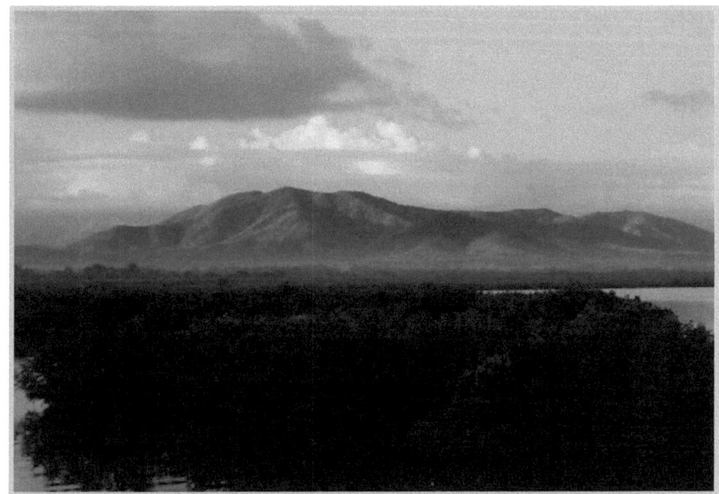

68

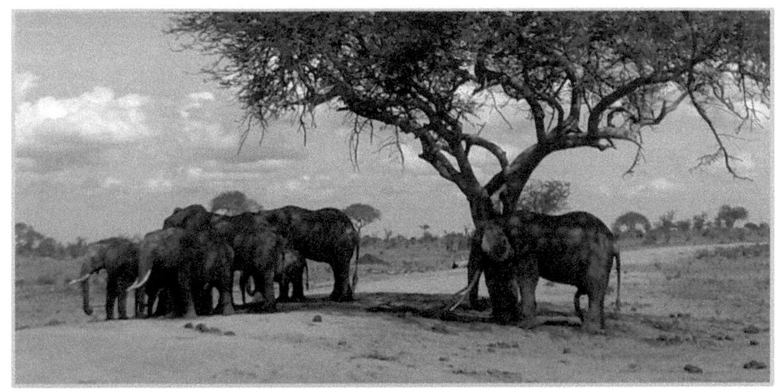

CAPITULO 3

SALUD INTERNACIONAL Y VACUNACIONES INTERNACIONALES

1.- CLASIFICACIÓN DE LAS VACUNAS

Las vacunas para viajeros incluyen: vacunas que se recomiendan antes de viajar a determinados países o regiones, vacunas requeridas para entrar a ciertos países y vacunas básicas utilizadas en la mayoría de los programas de rutina nacionales.

Atendiendo a la clasificación de la OMS hablaremos de vacunas **rutinarias, recomendadas y obligatorias** según el tipo de indicación.

Las vacunas **rutinarias, universales o sistémicas** son las incluidas en calendarios vacunales sistémicos del niño y del adulto en el país de origen. Al realizar un viaje debe aprovecharse para administrar las vacunas, que siendo recomendables en la población general no se han realizado de manera sistémica. En niños repasar el calendario vacunal y en adultos sobre todo actualizar la vacuna del tétanos.

Las vacunas **recomendadas o de uso selectivo (recomendadas especificas del viajero)** son más específicas para viajeros y se indican en función de la zona visitada. Se incluyen vacunas de uso habitual o frecuente y otras de uso restringido.

Las vacunas **obligatorias** son las exigidas por las autoridades sanitarias locales para entrar en determinados países. Es el caso de la fiebre amarilla, exigida por el Reglamento Sanitario Internacional, y el de la vacuna frente a meningococo, exigida a los visitantes de La Meca, en Arabia Saudí. Este tipo de vacunas sólo se administran en los Centros Vacunación Internacional, autorizados y aprobados por la OMS, en donde, como decíamos, se proporciona el Certificado Internacional de Vacunación.

2. TIPOS DE VACUNAS

2.1.- VACUNAS OBLIGADAS

En la actualidad las vacunas obligatorias son: **Fiebre Amarilla y Meningitis meningococica (también polio).**

2.1.1.FIEBRE AMARILLA (FA)

Hoy en día, la vacunación contra la FA se realiza solo por dos motivos diferentes, Reglamento Sanitario Internacional (2005):

- o Proteger al viajero en áreas donde existe riesgo de infección.
- o Proteger a países vulnerables de la importación del virus y, por lo tanto, de la introducción de la enfermedad.

En algunos países no endémicos, la vacunación contra la FA es un requisito de entrada; aplicándose a viajeros que llegan de un país o zona de riesgo endémica de FA. Su **validez legal comienza a partir de los 10 días de la fecha de vacunación** y se mantiene durante toda la vida de la persona vacunada.

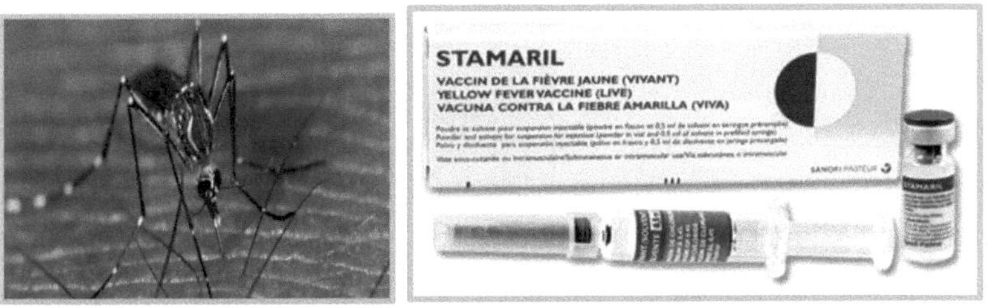

La OMS estima unos 200.000 casos y 30.000 muertes por FA, siendo excepcional su presentacion entre viajeros. Se trata de una enfermedad vírica aguda (virus RNA género Flavivirus), transmitida por picadura de mosquitos del género Aedes spp urbano y Haemagogusspp rural o selvático, ambos de hábitos diurnos, siendo los Reservorio del virus: Primates (en formas selváticas), Humanos (en formas urbanas). Los seres humanos infectados con gran cantidad de virus en sangre pueden transmitirlo a los mosquitos en los primeros 5 días tras el inicio de los síntomas, no existe transmisión por contacto directo ni por objetos no punzantes.

La enfermedad se distribuye por toda el África subsahariana sin incluir el cono sur y Latinoamérica desde Panamá al norte de Argentina. Siendo endémica en zonas tropicales de África y de centro y sur de América No está presente en otros continentes. Pero, hay que tener en cuenta que la epidemiología es cambiante. Por ejemplo, durante 2017 se produjo un brote en zonas de Brasil no contempladas en el mapa de Latinoamérica.

La mayor incidencia se produce en regiones tropicales de América del Sur durante los meses de máximas precipitaciones, humedad y temperatura y en África durante en fase final de la estación húmeda y comienzo de la estación seca.

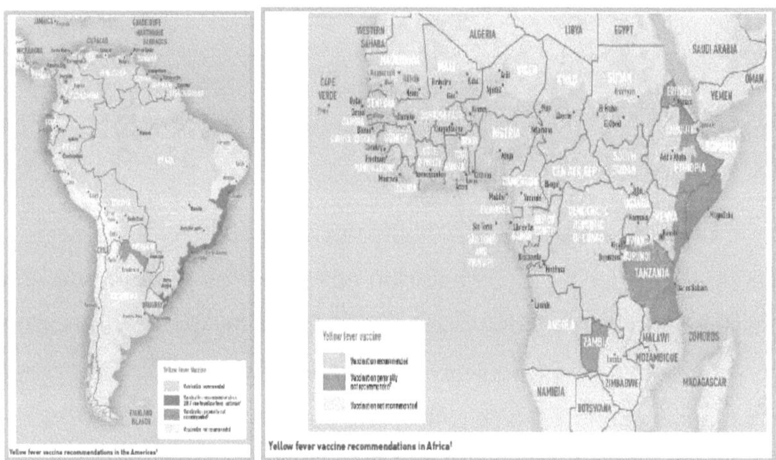

Evaluación del riesgo de fiebre amarilla en los viajeros: Desde 1970 hasta 2021, se notificaron y publicaron al menos 48 casos de FA en viajeros.

Para una estancia de 2 semanas, el riesgo estimado de enfermedad y de muerte por fiebre amarilla para un viajero no vacunado que visita un área endémica varia por regiones, más alto en África Occidental (50 casos de enfermedad y 10 muertes por cada 100 000 viajeros) que en América del Sur (5 casos de enfermedad y 1 muerto por 100 000 viajeros).

En Europa, la **vacuna** aprobada por la Agencia Europea de medicamentos es Stamaril®, contiene virus vivos atenuados de la cepa 17D, cultivados en embrión de pollo. Es una vacuna altamente eficaz (cercana al 100%). Se puede administrar a partir de los 9 meses de edad. Se deberá realizar esta vacunación al menos 10 días antes de la partida a zona de riesgo. Se debe evitar el embarazo durante el MES POSTERIOR a la vacunación.

La vacuna proporciona una inmunidad efectiva del 95% a partir de los 10 días de su administración, y del 99% a los 30 días. Una sola dosis es suficiente habitualmente para conferir protección de por vida, sin necesidad de dosis de recuerdo. Los anticuerpos neutralizantes específicos son detectables durante más de 35 años.

Se estima un umbral para conferir inmunidad colectiva frente a la fiebre amarilla del 80 % de la población (algunos autores lo cifran en 95%).

Se puede administrarse simultáneamente con otras vacunas (preferiblemente en miembros diferentes), excepto la triple vírica (separar 4 semanas); las vacunas vivas atenuadas como varicela pueden administrarse el mismo día (si no es así deberán separarse, al menos, 4 semanas para evitar interacciones). Con las vacunas inactivadas se puede administrar el mismo día o con cualquier separación. Con VACUNAS VIVAS ATENUADAS ORALES (Vivotif® y Vaxchora®) pueden administrarse en cualquier momento: simultáneamente, antes o después

Las **reacciones adversas** descritas con esta vacuna son: dolor en el sitio de inyección, febrícula o fiebre no elevada, dolores musculares y dolor de cabeza. En algunos casos puede presentar efectos adversos graves:

- Hipersensibilidad grave o anafilaxia (huevos y proteínas de pollo)

- Enfermedad neurotropica caracterizada por manifestaciones neurologicas debidas a la invasion viral directa del SNC por el virus de la vacuna con resultado de meningitis o encefalitis, o a una reaccion autoinmune tal como el sindrome de Guillain-Barre o encefalomielitis aguda diseminada, (1.5 casos/1.000.000 dosis).

- Enfermedad viscerotropica diseminada (3-5 casos/1.000.000 dosis), mas frecentes en mayores de 65 años y personas con enfermedad del timo. Es causada por la replicacion y diseminacion del virus de la vacuna de una manera similar al virus natural, con fallo multiorganico con resultado de muerte en >60% de los casos.

Contraindicaciones: Hipersensibilidad con anafilaxia confirmada: Proteínas de HUEVO, ovoderivados o proteína de POLLO, Otros componentes de la vacuna o Látex. Enfermedad febril moderada o grave o enfermedad aguda, personas con enfermedades y tratamientos inmunosupresores, enfermedad del timo, embarazo, alergia del huevo, niños menores de 9 meses, además administrar con precaución a personas mayores de 60 años, hepatópatas y lactantes. La vacuna puede administrarse, con precaucion, a personas infectadas por el VIH asintomaticos con recuentos 200-499 celulas/mm3 de linfocitos T CD4 +.

Importante, si la vacunación frente a fiebre amarilla está contraindicada por razones médicas, es necesario llevar consigo una certificación médica de exención, expedida en los **Centros de Vacunación Internacional**.

2.1.2. MENINGITIS MENINGOCÓCICA

El meningococo, Neisseria meningitidis, es un diplococo Gram negativo que se encuentra en la nasofaringe del 5-20% de la población española. Se disemina a través de las gotitas respiratorias y el contacto persona-persona, si bien sólo una mínima parte de los portadores (1%) desarrolla una enfermedad invasiva (meningitis o septicemia). 12 serogrupos de los cuales solo 6 causan la enfermedad meningocócica invasiva (EMI): A, B, C, W, X e Y. Supone un gran problema de salud pública a nivel mundial.

Riesgo para viajeros: Excepcional, con una incidencia de 0,1-0,3/100 000 personas y mes de estancia.

Distribución geográfica: Distribución mundial.

España: El Serogrupo B continúa produciendo las incidencias más elevadas, aunque se está produciendo un aumento de la incidencia de los serogrupos W, C e Y (C en descenso desde comienzo de vacunación en niños en año 2000).

Europa: La mayoría causado por serogrupo B, con aumento de serogrupo W en mayores de 50.

África: Enfermedad muy distribuida pero especialmente es importante en la zona del "cinturón de la meningitis" en África Subsahariana donde se producen brotes epidémicos periódicos, de diciembre-junio (época seca)

Además de estos brotes epidémicos del Cinturón de la Meningitis en el África subsahariana, destacamos otras zonas donde se han registrado brotes epidémicos como el sudeste asiático (India, Nepal) y Oriente Medio (Arabia Saudí; En el año 2000 brote en la Meca).

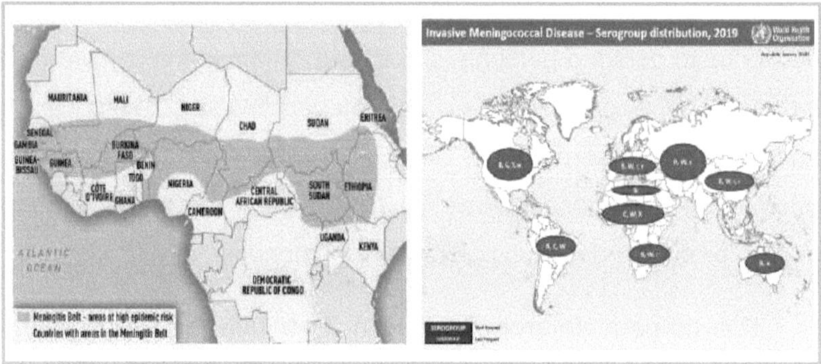

Precauciones: Evitar espacios cerrados llenos de gente. Después de un contacto próximo con una persona afectada por una enfermedad meningocócica se debe solicitar consejo médico sobre posible quimioprofilaxis y vacunación. El riesgo de transmisión persiste mientras microorganismo presente en nasofaringe. La posibilidad de transmisión desaparece a las 24 h de iniciar el tratamiento antibiótico adecuado.

Vacunación: Las vacunas tetravalentes conjugada con ACWY son las más adecuadas porque, al ser conjugadas, confieren mayor protección, ésta es más duradera y algunas pueden aplicarse a niños pequeños.

En España está autorizado el uso de 2 **vacunas** conjugadas (Menveo®, Nimemrix®). La primera indicada en mayores de 2 años y la segunda en mayores de 12 meses. Son vacunas tetravalentes frente a los serogrupos A, C, Y, W135. La vacunación se debe realizar al menos 2 semanas antes del viaje en una sola dosis. Eficacia demostrada del 85-100 % a los 10 días de la vacunación.

Menveo® (GSK)	ACWY	Dosis única
Nimenrix® (Pfizer Limited)	ACWY	Dosis única
MenQuadfi® (Sanofi Pasteur)	ACWY	Dosis única

Actualmente las vacunas Men B, Men C y Men ACWY se administran en la infancia, siendo necesario un recuerdo de Men ACWY si se va a zonas de riesgo y no se ha recibido una dosis en los últimos 5 (Menveo®) o 10 años (Nimenrix®)

Características de Menveo y Nimenrix:
Menveo®:

- Inactivada. Intramuscular, preferiblemente región deltoidea.
- Serogrupos A, C, W-135 e Y + proteína de Corynebacterium diphtheriae.
- Dosis única (adultos). Recuerdo: 5 años
- Tiempo para inmunidad: 4 semanas (a la semana protección contra C, W e Y).
- Contraindicado: alergia a sacarosa o toxoide diftérico.
- Autorizada en España desde 2010 y disponible para los viajeros en los centros de vacunación internacional y también en las farmacias para la prescripción médica sin financiación

Nimenrix®:

- Inactivada. Intramuscular, región deltoidea o cara anterolateral del muslo.
- Serogrupos A, C, W-135 e Y.
- Dosis única (adultos). Recuerdo: 10 años.
- Contraindicación: Hipersensibilidad a sacarosa o trometamol.
- Riesgo de hemorragia si alteración coagulación (contraindicación parcial)
- Si se administra con vacuna Tdpa o Td, realizarlo en el mismo acto vacunal o separarlas al menos 1 mes.
- La pauta en niños mayores de 1 año es la misma, es decir, una dosis única intramuscular; en niños a partir de 6 semanas de edad se deben administrar dos dosis con un intervalo de 2 meses y una tercera dosis al año.
- Disponible para viajeros en los centros de vacunación internacional y también en farmacias para prescripción médica sin financiación.

Reacciones adversas: cefalea, náuseas, mialgia, artralgia y dolor e induración en el punto de inyección. **Contraindicaciones:** hipersensibilidad previa a la vacuna.

Riesgo para viajeros: El riesgo es en general bajo. Los viajeros a países industrializados se exponen a la posibilidad de casos esporádicos mayormente por los serogrupos A, B o C. Los brotes de enfermedad meningocócica C se producen en escuelas, universidades, cuarteles militares y otros lugares donde se congrega un gran número de adolescentes y adultos jóvenes. Los viajeros al cinturón subsahariano de la meningitis pueden exponerse a brotes de enfermedad sobre todo del serogrupo A, C y W135, con tasas de incidencia comparativamente muy altas durante la estación seca (diciembre-junio). Los viajeros a largo plazo que viven en contacto próximo con la población y los peregrinos a la Meca para el Hajj y Umrah tienen especial riesgo.

Indicaciones de vacunación antimeningocócica conjugada tetravalente según el nivel de evidencia

		Nivel de evidencia
Indicación	1. Peregrinos a en Arabia Saudí	AII
	2. Viajeros a países del cinturón africano de la meningitis, especialmente durante la estación seca	AII AII
	3. Viajeros a países africanos fuera del cinturón donde se han presentado epidemias recientes*	CIII ---
	4. Viajeros a países (incluye países industrializados) donde se hayan producido brotes esporádicos en los últimos 6 meses	
	5. Jóvenes que se desplazan a países con recomendación de vacunación sistemática en adolescentes con vacuna conjugada tetravalente, que vayan a vivir en residencias universitarias o en colectivos cerrados	
Circunstancia que incrementa el riesgo	1. Viajes largos y con contacto estrecho con la población	
	2. Personal sanitario que atienda a pacientes sin protección o personal de laboratorio que manipule muestras de meningococo	
	3. Edad menor de 1 año	
	4. Comorbilidad: - Asplenia funcional o anatómica - Deficiencia del complemento - Inmunosupresión	

- Esta vacuna esta indicada de **forma obligatoria** en viajeros que se dirigen a La Meca y Medina (Arabia Saudí) durante la peregrinación religiosa (Hajj) o en cualquier otro periodo (Umra). La elevada frecuencia de esta enfermedad en la concentración humana que supone el Hajj ha motivado su obligatoriedad en estas personas. Actualmente, y tras la aparición en los años 2000 y 2001 de casos de enfermedad meningocócica asociada a *N. meningitidis* W-135 entre peregrinos, se exige vacunación con la vacuna tetravalente (*A, C, Y, W-135*).

La duración de la validez de certificados de vacunas tetravalentes (conjugadas o no) exigidas por Arabia Saudí, es actualmente de 3 años para vacunas de polisacáridos y de 5 años para conjugadas.

Nota:

Vacuna monovalente serogrupo C: incluida en el calendario sistemático en España en niños hasta los 12 meses.

MenQuadfi: recientemente comercializada, contiene polisacáridos capsulares de meningococos de los serogrupos A, C, W e Y conjugados con toxoide tetánico como proteína transportadora. La pauta en niños mayores de 1 año, edad desde la que está autorizada, es la misma, es decir, una dosis única intramuscular.

Profilaxis pos exposición para prevenir la enfermedad.

Se realiza con Antibioterapia y el objetivo es:
- Reducir la transmisión a individuos susceptibles.
- Eliminar el estado de portador de los recién colonizados (adquisición del estado de portador en los 7 días tras la aparición del caso índice). La realización de frotis nasofaríngeo no contribuye a la detección y manejo de los contactos, por lo que no están indicados.
- El fármaco de elección es la rifampicina, (no obstantes, se aconseja la consulta con el Servicio de Enfermedades Infecciosas).

- Los contactos deben ser sometidos a vigilancia durante 10 días.

2.1.3. Vacunación contra la POLIOMIELITIS:

Como decíamos anteriormente algunos países libres de polio pueden exigir a viajeros procedentes de países con notificación de poliovirus salvaje o con polio circulante de origen vacunal que se vacunen contra la poliomielitis para obtener un visado de entrada (Países que lo solicitan: Brunei, India y Arabia Saudita).

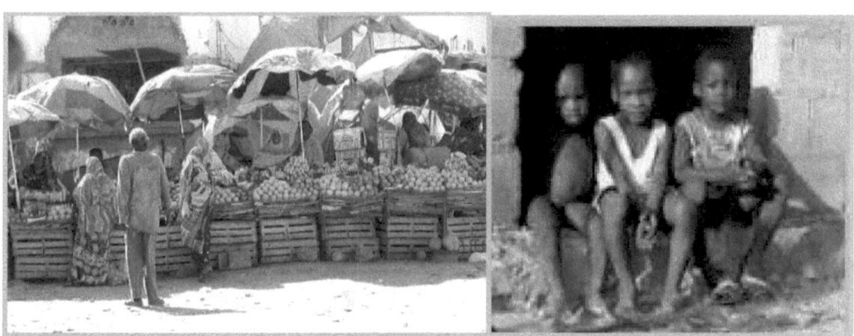

2.2.- VACUNAS RECOMENDADAS

Es necesario recordar a todos los viajeros internacionales como primera medida, **la actualización de su estado inmunitario** en relación con las vacunaciones frecuentes o de rutina, ya que una falta de protección frente a enfermedades como difteria, tétanos o sarampión, por ejemplo, pueden ser un factor de riesgo importante.

Entre estas vacunas destacamos la vacuna frente a **Difteria/tétanos/tos ferina (DTP), Haemophilus influenzae tipo B (Hib)**, así como la vacuna frente al **Sarampión (dentro de la Triple vírica).** Este apartado lo trataremos con más profundidad en la lectura complementaria del tema. **Otras vacunas** a tener en cuenta en el viajero como **gripe, neumococica** (la comentaremos más adelante).

Además de las vacunaciones de rutina consideramos la vacunación en el viajero de diversas enfermedades muy distribuidas en distintas zonas del planeta como **Hepatitis A, Hepatitis B y Fiebre Tifoidea** son de gran interés para el viajero.

2.2.1.- HEPATITIS A

Se trata de una infección aguda causada por el virus de la hepatitis A (VHA) que pertenece al género Hepatovirus de la familia Picornaviridae, virus de transmisión fundamentalmente entérica. Suele ser una enfermedad leve en niños y su gravedad aumenta con la edad. Se transmite de persona a persona, o mediante agua o alimentos contaminados. De las hepatitis es la que tiene más riesgo de afectar a viajeros.

Está presente en todo el mundo, pero es mucho más frecuente en países subdesarrollados. Se trata de la enfermedad más prevenible por vacunación y que afecta a 3-6 x 1000 viajeros/mes en itinerarios turísticos y a 20 x 1000 viajeros/mes en itinerarios rurales o viajes de aventura. Siendo uno de los 10 diagnósticos más frecuente a la vuelta de un viaje.

Los niños viajeros no inmunes presentan un riesgo muy alto, principalmente si las condiciones higiénico-sanitarias o el control del agua son deficientes en el destino. Si al regreso del viaje un niño contagia a un adulto susceptible de nuestro medio, la enfermedad puede ser de gran importancia por el riesgo de evolución fulminante.

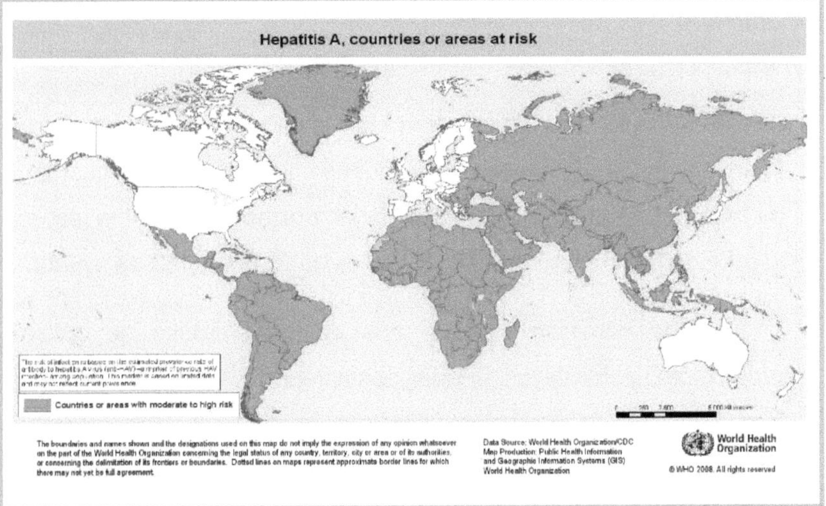

Vacuna: Actualmente, sólo incluida de forma rutinaria en el calendario vacunal infantil en Cataluña, Ceuta y Melilla. Hay dos tipos de vacunas contra el VHA disponibles a nivel internacional. Ambas son seguras y altamente inmunógenas y proporcionan larga duración de la protección, posiblemente de por vida, en niños y adultos.

En caso de viajeros la vacunación está indicada en personas no inmunes que viajen a zonas endémicas, en general, todos los países en desarrollo.

1) **Vacunas inactivadas con formaldehído**: Las vacunas VHA inactivadas se utilizan en la mayoría de los países. Se dispone de vacunas monovalentes contra la VHA inactivadas en dosis pediátrica (0,5 ml) para niños de > 1 año a 15 años, y en dosis para adultos (1 ml). Las vacunas de hepatitis A inactivadas son seguras y altamente eficaces.

Son necesarias dos dosis para viajeros con riesgo significativo de contraer la Hepatitis A e individuos inmunocomprometidos. No obstante, en individuos sanos, la efectividad que se alcanza con una única dosis es alta.

Se administran 2 dosis por vía intramuscular, separadas por un intervalo de 6-12 meses, (se puede administrar en cualquier momento, sin ser necesario iniciar la inmunización), si no se respeta el periodo mínimo entre dosis (6 meses) la **2ª dosis NO es válida.**

Con la administración de una dosis de adulto se obtiene protección a partir de los 14 días, absteniéndose una gran respuesta inmunitaria con AC protectores dentro de las 4 semanas de la primera dosis. Para conseguir un efecto duradero, es por lo que se administra la segunda dosis de la vacuna. En estas condiciones, la persistencia de anticuerpos suele durar más de 40 años, no estando indicada la revacunacion (memoria inmunológica).

Nombre comercial	HAVRIX 1440®	VAQTA 50®	TWINRIX adultos®
Virus	Hepatitis A	Hepatitis A	Hepatitis A+B
Dosis de antígeno VHA	1440 unidades	50 unidades	720 unidades
Edad	≥19 años	≥18 años	≥16 años

La vacunación previa al viaje se debe realizar al menos 2 semanas antes de la partida. Se puede coadministrar con otras vacunas en lugares distintos sin que interfiera con la respuesta a la vacuna.

Existe una vacuna **combinada de hepatitis A/tifoidea (ViCPS)**, administrada en una sola dosis, confiere un alto nivel de protección contra estas dos enfermedades. Existe la **posibilidad de vacunación conjunta con hepatitis B** para aquellos viajeros que deban vacunarse de ambas.

Reacciones adversas: leves, dolor y enrojecimiento en la zona de inyección. **Contraindicaciones**: hipersensibilidad previa a la vacuna.

Prevención: La higiene personal y vigilar el tipo de comidas/bebidas ingeridas son las medidas más importantes para evitar el contagio. Siendo las medidas generales para la prevención de la infección por VHA en zonas endémicas las siguientes:
1. Correcta higiene de manos.
2. Beber agua embotellada.
3. Evitar tomar alimentos crudos.
4. Consumir fruta pelada (por uno mismo).
5. Correcta vacunación

Riesgo para viajeros: Los viajeros no inmunes que van a países en desarrollo corren un riesgo significativo de infección, especialmente alto para viajeros expuestos a controles deficientes de alimentos y agua potable, y a malas condiciones de salubridad.

2.2.2. HEPATITIS B

Se trata de una ETS que es hasta 6 veces más frecuente en viajeros occidentales a países tropicales que en su país de origen, (se estima que el 15-20% de los viajeros tienen relaciones sexuales durante su viaje con parejas desconocidas). Es una enfermedad contagiosa que afecta al hígado con tendencia a cronificar y producir cirrosis y carcinoma de hígado (especialmente al coinfectar con virus de hepatitis D), producida por un virus que se transmite por vía parenteral (fluidos corporales, transfusiones de sangre o hemoderivados, uso de agujas o jeringuillas contaminadas), sexual y perinatal.

Distribución geográfica: mundial aunque en Norteamérica, Australia, Nueva Zelanda, Europa nor-occidental, Chile, Argentina y Uruguay la prevalencia es muy baja.

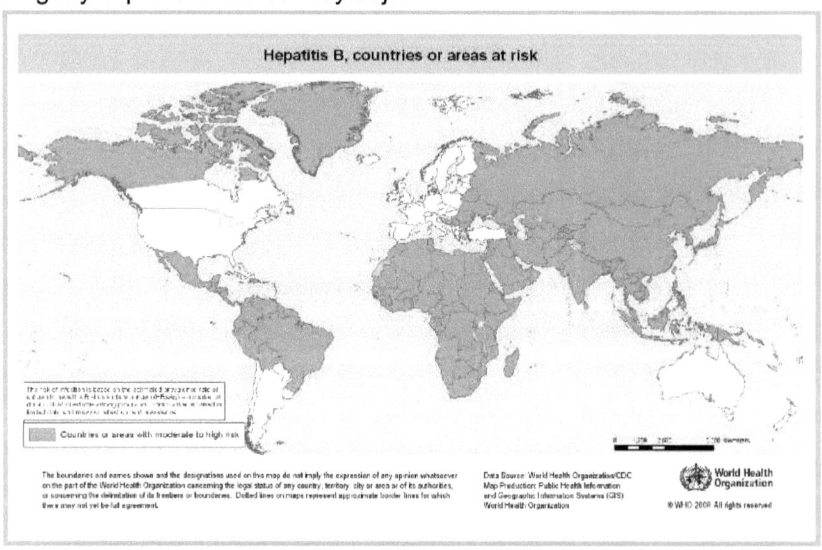

Vacuna: Las vacunas monovalentes frente a la hepatitis B disponibles en España son EngenrixB®, Engerix B® Junior, Fendrix® y HBvaxpro®, en diferentes presentaciones, indicadas en la inmunización activa frente a la infección por el VHB causada por todos los subtipos conocidos. Están elaboradas por recombinación genética, producidas en células de levaduras Saccharomyces cerevisae a las que se inserta el gen responsable de la síntesis del AgHBs.

El ingrediente activo de la vacuna es el HBsAg. La serie primaria de vacunación consiste normalmente en una dosis de vacuna monovalente al nacimiento, seguida de 2 ó 3 dosis de vacuna monovalente o combinada a intervalos de uno a varios meses. Para niños mayores y adultos se recomiendan 3 dosis a intervalos apropiados, utilizando una monovalente o bien, una combinación de hepatitis A y B (Twinrix®).

Vacunas Hepatitis B

Nombre comercial	ENGERIX-B 20®	HBVAXPRO 10®	TWINRIX adultos®
Virus	Hepatitis B	Hepatitis B	Hepatitis A+B
Dosis de antígeno VHB	20 µg	10 µg	20 µg
Vía de administración	Deltoides, NUNCA glúteo	Músculo (preferiblemente deltoides)	Deltoides, NUNCA glúteo
Edad	≥16 años	≥16 años	≥16 años

ENGERIX-B 20® se puede coadministrar con las vacunas de BCG, hepatitis A, polio, triple vírica, difteria, tétanos y VPH (virus del papiloma humano), en lugares distintos, sin que interfiera con la respuesta a la vacuna.

La vacuna, se administra por vía intramuscular en tres dosis en varias pautas: clásica; 0, 1 y 6 meses; rápida 0, 1 y 2 meses y acelerada 0, 7 y 21 días (estas dos últimas pautas se usan en viajeros no inmunizados y precisan de una dosis de recuerdo a los 6- 12 meses para completar su eficacia).

Para conseguir una eficacia aceptable (al menos del 85%) es imprescindible vacunarse entre 3 y 4 semanas antes del comienzo del viaje, pero para obtener una mayor eficacia (superior al 95%) el viajero deberá iniciar la vacunación al menos con 2 meses de antelación. En este grupo poblacional lo más recomendables es realizar la vacunación conjunta con Hepatitis A.

▪ PAUTAS:

Pauta clásica (3 dosis):	0,1,6 meses
Pauta rápida (4 dosis):	0,1,2 y 12 meses
Pauta acelerada (4 dosis):	0,7,21 días y 12 meses

Se recomienda un mínimo de 2 dosis antes del viaje

Pauta de vacunacion si se ha omitido una dosis:

- NO es necesario reiniciar la serie de vacunación (dosis puesta, dosis que cuenta).

- Continuar con la pauta a la mayor brevedad posible.

- Intentar usar la misma vacuna, pero en caso de no disponibilidad, no debe ser razón para retrasar la vacunación.

La persistencia de inmunidad postvacunal es de al menos 30 años, no estando indicada la **DOSIS DE REFUERZO.** Con los años, disminuye la concentración de anticuerpos pero debido a la MEMORIA INMUNOLÓGICA, la vacuna produce protección a largo plazo.

Riesgo para viajeros: El riesgo para viajeros no inmunes depende principalmente de las conductas personales de riesgo y la prevalencia de HBsAg en la población de que se trate. A excepción de la infección nosocomial durante un ingreso por urgencias en centros sanitarios mal equipados con riesgo de contraer la hepatitis B, para el viajero medio es poco probable el riesgo de adquierir esta enfermedad, no obstabte las **indicaciones de vacunación en viajeros son:**

- Viajeros de larga estancia a paises endemicos (>3 meses)

- Personas que viajan con frecuencia a zonas endemicas

- Viajeros con riesgo ocupacional como sanitarios, militares o cooperantes.

- Viajeros con estilo de vida y/o practicas de riesgo.

- Personas con enfermedades cronicas que pueden requerir atencion sanitaria durante el viaje en zonas endemicas.

Reaaciones adversas: se pueden presentar reacciones locales de escasa duración, como dolor, eritema e induración. Con una incidencia muy baja se presentan reacciones de tipo general, como cansancio de tipo gripal, fiebre, náuseas, vómitos, mialgias, artralgias o dolor abdominal, remitiendo en la gran mayoría de los casos espontáneamente. **Contraindicaciones**: hipersensibilidad previa a la vacuna.

Notas:

1. **Interpretación de serología de Hepatitis B (no indicado en inmunocompetentes):**

- Vacunados: Presencia de Acs AntiHBs. Resto negativo.

- Infección aguda: presencia de AgHBs, AgHBe y Acs AntiHBc (IgM e IgG) positivos.

- Infección curada: Acs Anti-HBc IgG y Anti-HBs positivos. AgHBs negativo.

- Infección crónica:

- Portador inactivo: AgHBs positivo pero carga viral 2000 UI/mL

- Portador activo: AgHBs positivo y carga viral >2000 UI/mL

3. **Antes de vacunar VHA o VHB, revisar cartilla de vacunación infantil**:

- Si correctamente vacunado frente a virus de VHA y de VHBc, no administrar ninguna vacuna.

- Si no vacunado frente a VHA ni VHB, administrar vacuna VHAB (Twinrix®).

- Si vacunación correcta VHB pero no vacunado frente a VHA, administrar vacuna VHA.

- Si vacunación correcta VHA, no vacunado frente a VHB, administrar vacuna VHB.

4. No completar pautas frente a un solo virus con vacuna frente a hepatitis A+B (TWINRIX adultos®)

5. Una vez iniciada la vacunación con la vacuna frente a Hepatitis A+B (TWINRIX adultos®), NUNCA debe intercambiarse con la vacuna frente a la Hepatitis A (HAVRIX 1440®, VAQTA 50®) o con la vacuna frente a Hepatitis B (ENGERIX B 20®, HBVAXPRO 10®)

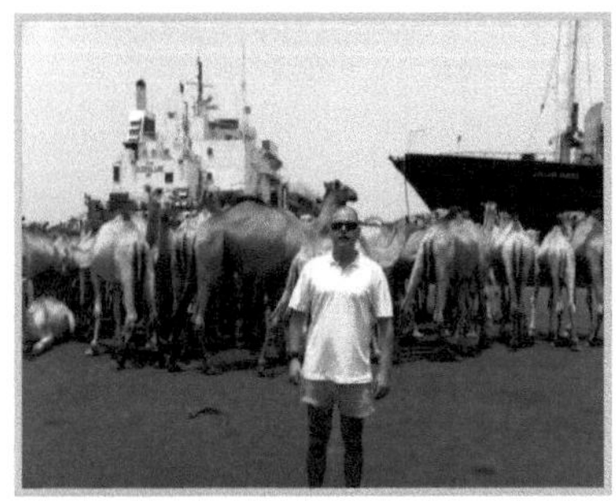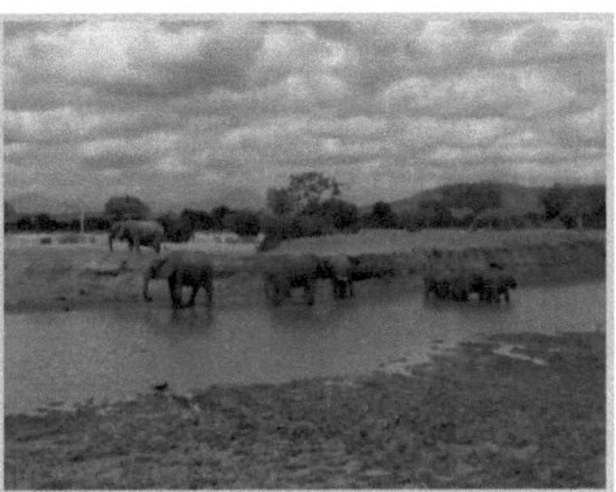

2.2.3.- FIEBRE TIFOIDEA

Enfermedad bacteriana aguda causada por salmonella typhi cuya transmisión es fecal-oral, por agua o alimentos contaminados o transmisión mano-boca.

Su **distribución es mundial**, en países desarrollados la incidencia es muy baja, pero en los países en vías de desarrollo es una enfermedad frecuente. Los países más afectados se encuentran en África, Centro y Sudamérica, Oriente Medio y especialmente el Sudeste asiático y la India. La incidencia en viajeros es de 3-30 casos por 100.000 viajeros. Más del 90% de los casos en países desarrollados son importados (inmigrantes procedentes de India, Pakistán y Bangladesh).

Las áreas de alta endemicidad incluyen África del norte y oeste, sur de Asia, zonas de Indonesia y Perú. En el resto, el riesgo por lo general está relacionado con la exposición a bajos niveles de higiene. Incluso los viajeros vacunados deben tener cuidado para evitar el consumo de alimentos y agua potencialmente contaminada ya que la vacuna no confiere una protección del 100%. Además, las cepas de

Salmonella typhi presenta actualmente una elevada de resistencia a antibióticos.

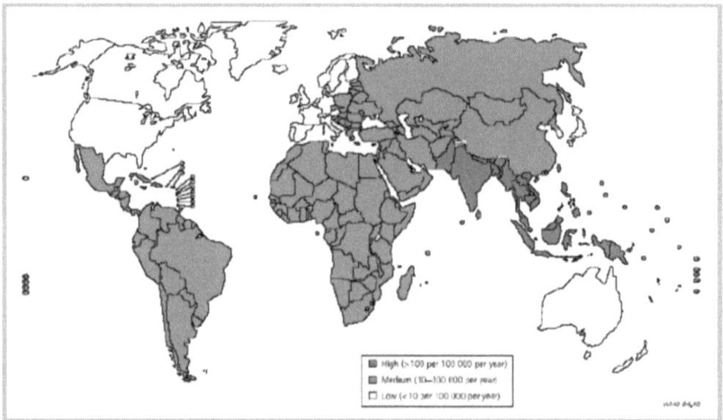

EVALUACIÓN DEL RIESGO:

- En viajeros a países endémicos: Turistas, Personal militar o en sujetos cuyo propósito es Visitar a Familiares o Amigos (VFR) y Migrantes y localmente, de manera potencial, en Técnicos de Laboratorio.

- Poblaciones con mayor riesgo: estancias más largas, sin despreciar el riesgo en viajeros de más corta estancia.
  Se debería considerar la vacunación incluso en personas que hayan planificado estancias cortas en áreas de alto riesgo, tal como el subcontinente indio.

En 2019: 24 países europeos informaron de un total de 1439 casos de fiebre tifoidea/paratifoidea (40 en España), el 92.4% relacionado con viajes (Pakistán e India). De entre ellos, 10 países informaron de casos de S. typhi con resistencia Extendida a Antibióticos.

Vacuna: En España se dispone de 2 vacunas específicas frente a la fiebre tifoidea: 1) vacuna viva oral atenuada (Vivotif®), y 2) vacuna inactivada de polisacáridos capsulares inyectable. La efectividad es variable y no es total. La vacunación se debe realizar al menos 3 semanas antes del viaje. Para los turistas que viajan desde áreas no endémicas a áreas endémicas, se recomienda una dosis de refuerzo entre 1 a 7 años, dependiendo de las recomendaciones nacionales.

En enero de 2018, la OMS anunció la precalificación de la primera vacuna conjugada para la fiebre tifoidea: Typbar-TCV. Fabricada en India, ya se ha empezado a utilizar en dicho país y Nepal con resultados prometedores. Al ser vacuna conjugada, puede utilizarse en la población de más riesgo, los menores de 2 años. Tras la precalificación de la OMS, es probable que poder contar con ella en los próximos años.

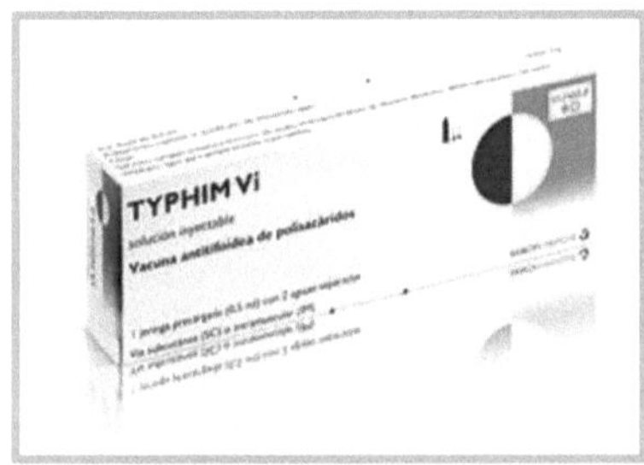

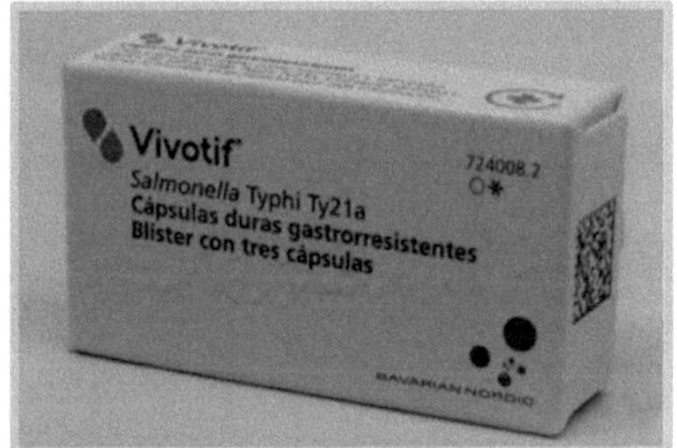

Pautas de Vacunación:

a.- Vacuna Atenuada (oral) (Ty21a) (Vivotif): en adultos y niños > 6 años. Hasta la fecha, Ty21a se ha utilizado principalmente para proteger a los viajeros y no para controlar la fiebre tifoidea endémica en los países en desarrollo. Se trata de una vacuna de microorganismos vivos liofilizados de la cepa atenuada Salmonella Typhi. Se administra VO, 3 dosis a días alternos (1, 3 y 5 días), para su administración: empezar mínimo 15 días antes. con recuerdos: de 1 a 3 años.

La pauta como decíamos es de 3 comprimidos a días alternos, la protección aparece a los 7 días de la última dosis. La duración de la protección tras la inmunización con Ty21a no está muy bien definida y puede variar con la dosis de vacuna y posiblemente con exposiciones subsecuentes a S. Typhi (refuerzo natural), la duración media de la inmunidad se estima en 5 años.

Esta vacuna no se debe administrar simultáneamente con proguanil, mefloquina, o antibióticos, debe separarse 1 semana de la administración previa o posterior de antibióticos o antimicrobianos, con atovacuona-proguanil separar 3 días.

b.- Vacuna Inactivada (inyectable) (Typhim-Vi): adultos y niños mayores de 2 años. La pauta es de una dosis la protección aparece a los 7 días de la vacunación y la duración de la inmunidad vacunal es de 3 años. En las zonas o áreas de riesgo, la eficacia protectora es del 72% después de 1,5 años y del 50% a los 3 años. Se trata de una vacuna inactivada, polisacárido capsular Vi purificado de Salmonella typhi (25mcg). Se administra IM, 1 dosis. Se administrar un mínimo 14 días antes del desplazamiento, con RECUERDO: a los 3 años, si persiste la exposición al riesgo.

Reacciones adversas: Son vacunas muy bien toleradas. Menos del 10% de vacunados con el preparado oral presentan dolores abdominales, náuseas, fiebre, dolor de cabeza, vómitos, fiebre o una erupción cutánea. Las reacciones a la vacuna inyectable son leves y transitorias, dolor e hinchazón en el punto de inyección o dolores musculares. **Contraindicaciones:** hipersensibilidad previa a la vacuna.

Prevención: todos los viajeros a zonas endémicas están en riesgo potencial frente a la fiebre tifoidea, aunque es generalmente bajo en centros turísticos y de negocios donde los estándares de alojamiento, saneamiento e higiene de los alimentos son altos. La vacunación **se recomienda** a viajeros que se dirijan a zonas endémicas donde las condiciones higiénicas no son las adecuadas, sobre todo en viajes fuera de los circuitos turísticos y condiciones higiénico-sanitarias difíciles o en estancias prolongadas de más de 1 mes. Está especialmente indicada en países o zonas de riesgo donde dicha bacteria es resistente a los antibióticos.

El riesgo de peores consecuencias por enfermedad es para aquello pacientes con falta de opciones terapéuticas (ej.: antibióticos), edad más joven y/o extremas y personas inmunocomprometidas.

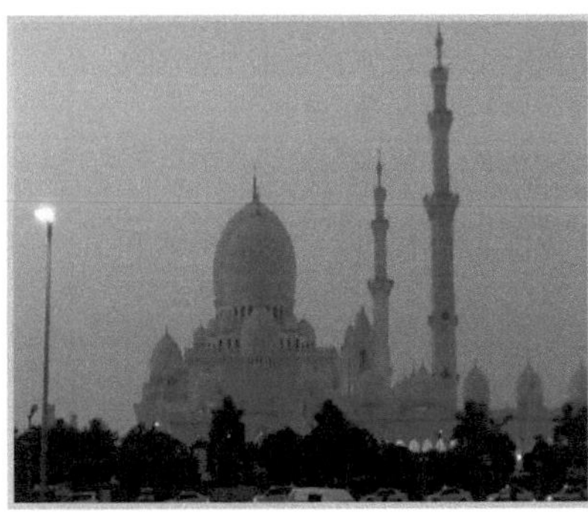 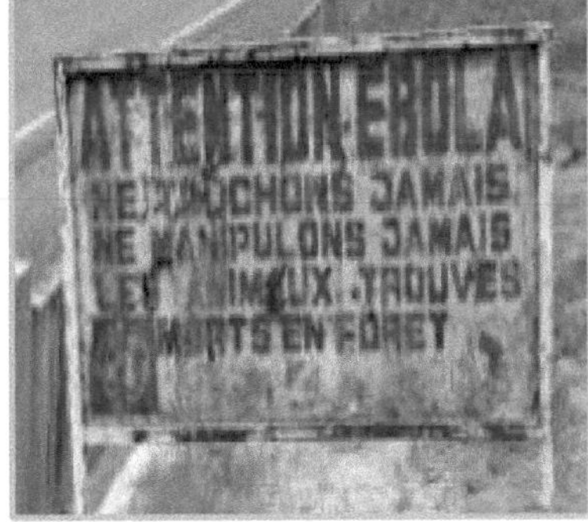

2.2.4.- VACUNAS DE RUTINA RECOMENDADAS

Es necesario recordar a todos los viajeros internacionales como primera medida, **la actualización de su estado inmunitario** en relación con las vacunaciones frecuentes o de rutina, ya que una falta de protección frente a enfermedades como difteria, tétanos o sarampión, por ejemplo, pueden ser un factor de riesgo importante.

Entre estas vacunas destacamos la vacuna frente a **Difteria/tétanos/tos ferina (DTP), Haemophilus influenzae tipo B (Hib)**, así como la vacuna frente al **Sarampión (dentro de la Triple vírica).**

1.- VACUNA TÉTANOS-DIFTERIA-TOSFERINA

Transmisión:
- **Tétanos**: Contacto con esporas del bacilo tetánico que entran a través de heridas contaminadas con tierra, polvo o heces.
- **Difteria y tosferina:** Persona a persona, por gotitas de saliva y contacto físico estrecho con un enfermo

Está contemplada en el calendario vacunal infantil nacional (actualmente a los 2, 4 y 11 meses, 6 y 11 años).

Si ha recibido una dosis en los 10 años anteriores a las edades establecidas, no es necesaria la administración de esa dosis, debe continuar con vacunación en el resto de las edades indicadas

En mi medio se administrarán **TRES DOSIS DE RECUERDO** con la vacuna **dTpa** a lo largo de toda la vida laboral:

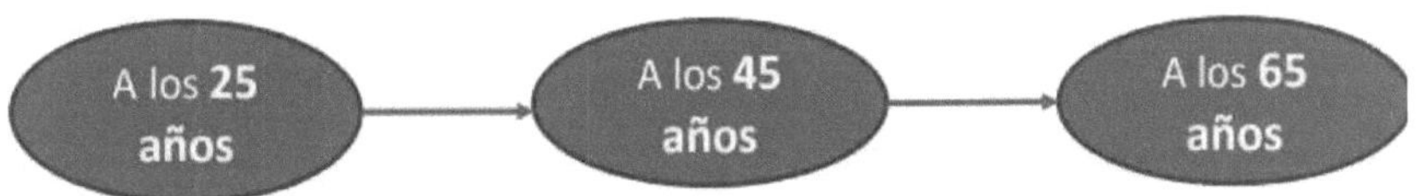

Vacunación de recuerdo dTpa (Boostrix®, Triaxis®): Vacuna acelular de baja carga antigénica antidiftérica, antitetánica y antitosferina.

DIFTERIA

Es una infección bacteriana, causada por la toxina de Corynebacterium diphtheriae propia del hombre que cursa con infección de las vías respiratorias altas (mucosas nasal, oral y faríngea) apareciendo pseudomembranas firmemente adheridas a estas mucosas, que pueden producir obstrucción respiratoria. Su transmisión se produce por inhalación de gotitas respiratorias o por contacto directo con secreciones respiratorias o exudados purulentos de lesiones cutáneas.

Presenta **distribución geográfica** mundial. Muy rara en países con altas coberturas vacunales con la vacuna frente a la difteria/tétanos/tosferina (DTP). La incidencia aumenta en situaciones de hacinamiento, áreas con programas de vacunación insuficientes y condiciones higiénicas deficientes. Deben vacunarse todas aquellas personas que no estén inmunizadas con independencia del destino.

La **vacunación** contra la difteria se administra habitualmente como vacuna triple DTP (difteria/tétanos/tos ferina) o DTPa difteria/tétanos/tos ferina acelular. Esta vacuna se consigue con la toxina diftérica inactivada o toxoide diftérico, que estimula la producción de antitoxina. Un 90-95% de los vacunados con cuatro dosis de DTP adquiere anticuerpos considerados protectores (> 0,01 UI/mL). La inmunidad persiste durante 5 años, disminuyendo progresivamente hasta el décimo año (50% a los 6 años), por lo que es necesaria una dosis de refuerzo cada 10 años. Con esta quinta dosis de refuerzo el 98% alcanza cifras de inmunoprotección completa (> 0,1 UI/mL) y el 86%, grado de inmunoprotección duradera (> 1,0 UI/mL).

La vacunación se debe realizar al menos 1 mes antes del viaje, se deberán recibir tres dosis antes del viaje y completar la pauta de vacunación a la vuelta hasta llegar a las 5 dosis de primovacunación.

Reacciones adversas: dolor, enrojecimiento o hinchazón de la zona, cefalea, malestar, fiebre y nauseas. Contraindicaciones: hipersensibilidad previa a la vacuna.

Riesgo para los viajeros: El riesgo de exposición aumenta en áreas con bajas coberturas de vacunación frente a la DTP.

TÉTANOS

Se trata de una grave infección de humanos y animales originada por las esporas del bacilo Clostridium tetani, que puede penetrar en el organismo a través de pequeñas heridas (como punciones, cortes o quemaduras), heridas producidas por animales (mordeduras, arañazos), durante el parto o por contaminación del cordón umbilical. El microorganismo libera la toxina tetánica o tetanoespasmina, una neurotoxina que da lugar a espasmos musculares tónicos persistentes, inicialmente de los músculos de la masticación y posteriormente en otros músculos como los respiratorios, que si persisten pueden producir la muerte por parada respiratoria.

Distribución geográfica: Las esporas de C. tetani se encuentran ampliamente distribuidas a nivel global, especialmente en el suelo. Deben vacunarse todas aquellas personas que no estén inmunizadas con independencia del destino.

La **vacuna** antitetánica está disponible como toxoide único (TT), combinado con el toxoide diftérico (DT) y combinado con las vacunas antidiftéricas y antitosferínica (DTP). Las reacciones adversas son las descritas con la Difteria.

Contraindicaciones: Antecedentes de reacción neurológica previa o hipersensibilidad grave tras la administración de la primera dosis.

Riesgo para viajeros: El riesgo está vinculado a la presencia de heridas contaminadas. Este riesgo no aumenta necesariamente cuando se viaja.

Vacuna: Los viajeros deben vacunarse con tétanos/difteria o con vacunas combinadas de DTP de acuerdo a recomendaciones nacionales. Las personas ≥ 7 años deben recibir combinaciones de tétanos con contenido reducido de toxoide diftérico.

En la siguiente tabla podemos ver la profilaxis del tétanos en heridas:

Antecedentes de vacunación	Herida limpia		Herida potencialmente tetanígena[1]	
	Vacuna (Td)	IGT[b]	Vacuna (Td)	IGT[b]
<3 dosis o desconocida	SÍ (completar primovacunació n)	NO	SÍ (completar primovacunaci ón)	SÍ
3 o 4 dosis	NO (si hace más de 10 años desde la última dosis, administrar una dosis)	NO	NO (si hace más de 5 años desde la última dosis, administrar una dosis)	NO[2]
5 o más dosis	NO	NO	NO (si hace más de 10 años de la última dosis, valorar la administración de una única dosis adicional en función del tipo de herida)	NO[2]

a Heridas potencialmente tetanígenas en inmunodeprimidos o personas que se inyectan drogas: 1 dosis de IGT independientemente del estado de vacunación.

b IGT: Inmunoglobulina antitetánica. Se administrará en lugar separado de la vacuna. Dosis a administrar: 1 dosis de 250 UI.

**Excepciones: Si >24 horas, en personas con >90 kg de peso, heridas con alto riesgo de contaminación o quemaduras, fracturas o heridas infectadas: 500 UI.

1 Heridas potencialmente tetanígenas: heridas o quemaduras mucho tejido desvitalizado, herida punzante (especialmente si contacto con suelo o estiércol), las contaminadas con cuerpo extraño, úlceras crónicas (especialmente en diabéticos), fracturas con herida, mordeduras, congelación, aquellas que requieran intervención quirúrgica y que esta se retrasa más de 6 horas, y aquellas que se presente en pacientes que tienen sepsis.

2 Heridas potencialmente tetanígenas contaminadas con gran cantidad de material que puede contener esporas y/o que presente grandes zonas de tejido desvitalizado (heridas de alto riesgo): 1dosis de IGT.

TOS FERINA

Es una enfermedad bacteriana aguda, ocasionada por Bordetella portussis, muy contagiosa, que afecta al tracto respiratorio. Se transmite principalmente por gotitas aéreas procedentes de las membranas mucosas respiratorias de personas infectadas. Las manifestaciones más frecuentes incluyen tos severa de varias semanas de duración con un sonido característico, a menudo, acompañada de cianosis y vómitos. Puede complicarse con bronconeumonía grave y encefalitis aguda.

Distribución geográfica: la incidencia de la tos ferina depende de la cobertura de vacunación frente a DTP; la enfermedad es común donde la cobertura es baja y rara en países con alta cobertura de vacunación frente a DTP. Deben vacunarse todas aquellas personas que no estén inmunizadas con independencia del destino.

Vacuna: La vacuna de tos ferina se produce combinada con toxoide diftérico y tetánico (DTwP o DTPa). La OMS recomienda una serie de 3 dosis, con la primera administrada a la edad de 6 semanas, y las dosis subsecuentes a las 4-8 semanas, 10-14 semanas y 14-18 semanas después. La última dosis de la serie recomendada debe completarse a la edad de 6 meses. La protección disminuye con el tiempo y, probablemente, sólo dura unos pocos años. Está garantizada una dosis de refuerzo administrada 1-6 años después de la primera serie (preferiblemente durante el segundo año de vida). Los adolescentes/adultos no vacunados previamente, deben recibir tres dosis de la vacuna entera o acelular con un intervalo de 2 meses entre la primera dosis y la segunda, y de 6 a 12 meses entre la segunda y tercera dosis.

Riesgo para viajeros: El mayor riesgo se presenta para aquellos lactantes no vacunados que visitan países con baja cobertura de vacunación frente a DTP. La protección frente a la tos ferina no es una necesidad específica para los viajeros. En la mayoría de los países la vacuna contra la tos ferina se administra habitualmente en la infancia. Debe ofrecérsele dicha vacunación al viajero de acuerdo con las recomendaciones nacionales.

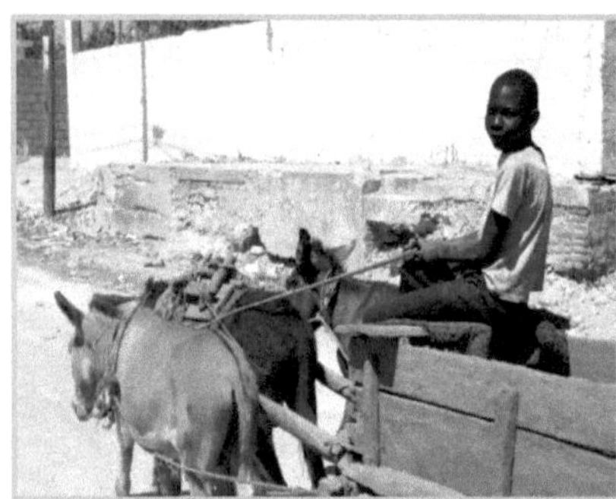
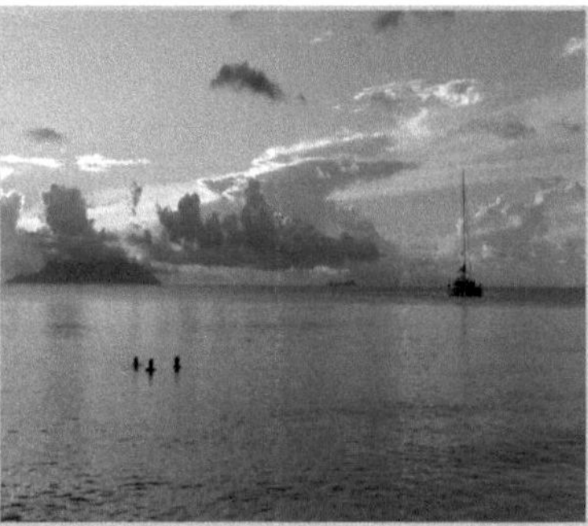

2.-HAEMOPHILUS INFLUENZAE TIPO B

Se trata de una bacteria que coloniza las vías respiratorias superiores. Existen cepas no capsuladas, que producen infecciones leves como faringitis u otitis, y cepas encapsuladas, que pueden producir infecciones invasivas. De éstas, el H. influenzae tipo b es el serotipo responsable de más del 95% de los casos de infección invasiva (fundamentalmente meningitis y neumonía), afectando especialmente a niños entre 2 meses y 5 años. La transmisión se produce a través secreciones respiratorias de una persona infectada.

Distribución geográfica: Prevalente en países con baja cobertura de vacunación frente al Hib.

Vacuna: vacuna conjugada de polisacárido-proteína. En los lactantes debe administrarse de forma primaria 2 ó 3 dosis, la primera dosis a las 6 semanas de edad o poco después, lo que permite obtener una respuesta de inmunidad de memoria en los niños menores de 18 meses, consiguiendo de esta forma una elevada respuesta inmune a partir de los 2 meses de edad y memoria inmunológica.

La protección contra el Haemophilus influenzae tipo b (Hib) no es una necesidad específica para viajeros. En muchos países la vacuna Hib se administra habitualmente en la infancia. Debe ofrecérsele dicha vacunación al viajero <5 años de edad de acuerdo con las recomendaciones nacionales.

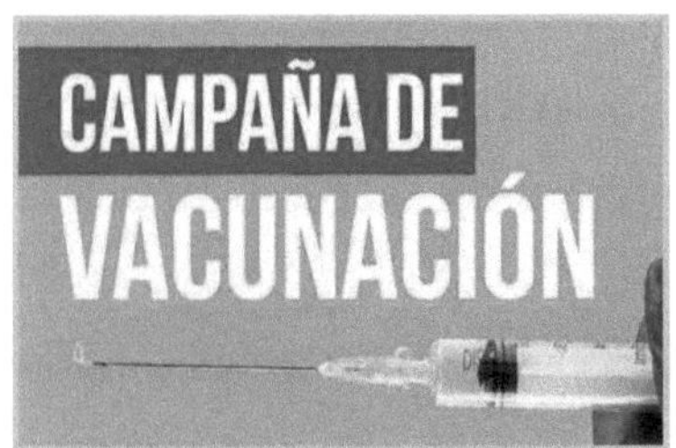

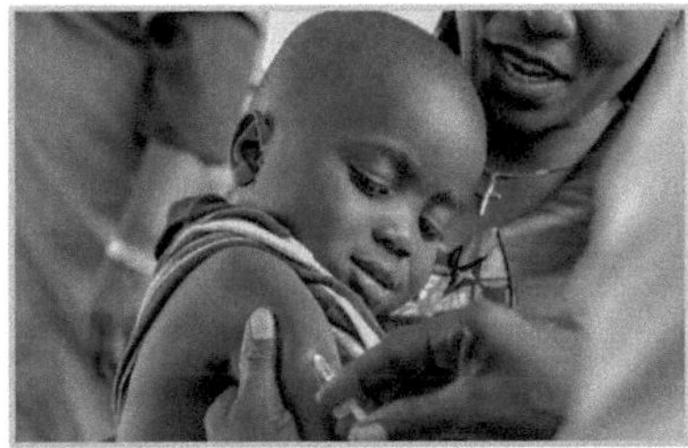

Reacciones adversas: Las reacciones adversas son poco frecuentes, leves y transitorias. Se trata principalmente de reacciones locales como dolor, eritema, tumefacción o induración en el lugar de la inyección. Otras reacciones a nivel general suelen ser fiebre o irritabilidad. **Contraindicaciones**: No se recomienda en mayores de 5 años de edad, salvo no vacunados y con riesgo de presentar una enfermedad invasora por Hib (asplenia, VIH, inmunodeficiencias…), así como aquellos que estén siendo tratados con quimioterapia o que hayan recibido un trasplante de médula ósea.

3.-TRIPLE VÍRICA (SARAMPIÓN, RUBEOLA, PAROTIDITIS)

La transmisión de estos virus puede ocurrir: persona a persona, por contacto directo con gotas o por vía aérea con secreciones de una persona infectada.

Existe laVacuna Triple Vírica: (Priorix®): Vacuna viva atenuada. Estando indicada en calendario vacunal infantil (actualmente a los 12 meses y 3-4 años).

SARAMPIÓN

Es una enfermedad exantemática aguda, extremadamente contagiosa, de duración limitada causada por un RNA virus de la familia Paramyxoviridae; que se caracteriza por presentar fiebre elevada, cuadro catarral, conjuntivitis y la aparición de un exantema máculo-papuloso generalizado en la piel. El virus se propaga a través de la tos y estornudos o por contacto directo con secreciones nasales o faríngeas infectadas.

La protección frente al sarampión no es una necesidad específica para la mayoría de los viajeros. En la mayoría de los países la vacuna frente a sarampión se administra habitualmente en la infancia. Se debe ofrecer la vacunación a los viajeros de acuerdo con las recomendaciones nacionales.

Riesgo para viajeros: Para viajeros no inmunes procedentes de áreas sin transmisión autóctona, el riesgo de exposición al sarampión se incrementa en ambientes con coberturas de vacunación insuficiente (tasa <90%).

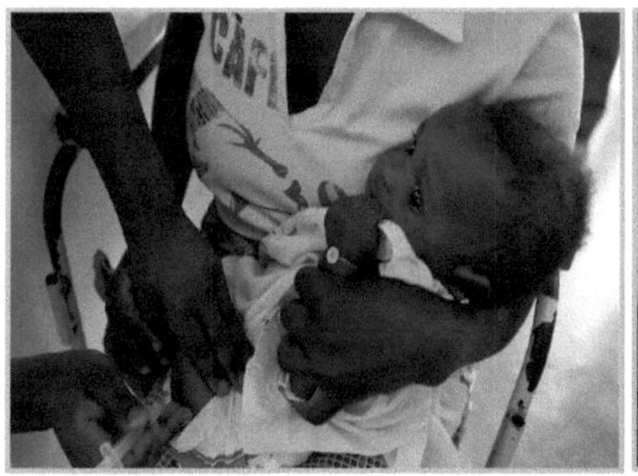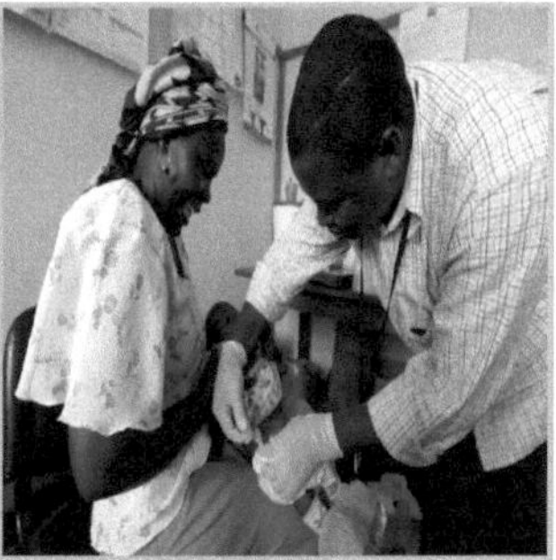

RUBEOLA

Es una enfermedad vírica (familia Togaviridae) contagiosa propia de la infancia, caracterizada por síntomas generales leves y un exantema semejante al del sarampión o la escarlatina. Previo a la aparición del exantema aparece una adenopatía retro-articular, fiebre y ligero malestar.

La protección frente a la rubeola no es una necesidad específica para la mayoría de los viajeros. En la mayoría de los países la vacuna frente a la rubeola se administra habitualmente en la infancia. Se debe ofrecer la vacunación a los viajeros de acuerdo con las recomendaciones nacionales.

Distribución geográfica: Mundial, aunque la incidencia depende de la cobertura de vacunación frente a la rubéola.

Riesgo para viajeros: Los viajeros que no están inmunizados se exponen al riesgo cuando visitan países en los que la cobertura vacunal es deficiente. Recordar que debemos prestarse atención para garantizar la protección de las mujeres que pueden quedarse embarazadas durante el transcurso del viaje.

PAROTIDITIS

Infección vírica (familia Paramyxoviridae) que frecuentemente ataca las glándulas salivares, particularmente la glándula parótida, determinando una tumefacción dolorosa de la misma. La enfermedad se manifiesta durante la infancia. Cuando aparece en la adolescencia o en la edad adulta puede producir orquiepididimitis u ooforitis; también algunas complicaciones como meningoencefalitis o pancreatitis, en general exentas de gravedad.

Distribución geográfica: Mundial. Deben vacunarse todas aquellas personas que no estén inmunizadas con independencia del destino.

Vacuna: La vacuna viva atenuada antiparotídica se suele administrar en combinación con la vacuna contra el sarampión y la rubéola (triple vírica), o rubéola, sarampión y varicela. La vacuna es eficaz y segura. Después de la inmunización primaria (2 dosis en niños de 1-2 años), la protección contra la parotiditis es probable que se extienda hasta la edad adulta

Riesgo para viajeros: Para los viajeros no inmunes procedentes de áreas sin transmisión autóctona, el riesgo de exposición a este virus se incrementa en zonas con insuficiente cobertura de vacunación. En la mayoría de los países la vacuna frente a la parotiditis se administra habitualmente en la infancia. La protección frente a parotiditis no es una necesidad específica para la mayoría de los viajeros.

Vacuna TRIPLE VIRICA

La vacuna está integrada por un liofilizado de virus hiperatenuados de sarampión, rubeola y parotiditis. El virus del sarampión se produce en células de embrión de pollo, y los de la rubeola y la parotiditis en células diploides humanas (MRC-5). La vacuna puede contener como excipiente sustancias como lactosa y sacarosa.

En el caso de sarampión y rubeola, las evidencias sugieren que la vacunación confiere protección de por vida. No obstante, para parotiditis, hay estudios que demuestran que a partir de 10 años tras vacunación la persistencia de inmunidad decae.

La vacuna triple vírica está indicada en cualquier persona de edad superior o igual a 12 meses. Indicada también en adultos no vacunados, mujeres en edad fértil no inmunizada y personas nacidas a partir de 1971 que no hayan pasado la enfermedad.

Estrategia de vacunación. Vacunar sólo en los siguientes supuestos:
- Nacidos antes de 1970: Se supone inmunidad natural, no vacunar.
- Nacidos a partir de 1970, si:
  - No dosis documentadas, administrar **2 dosis de triple vírica (TV),** con intervalo mínimo entre ambas de 1 mes.
  - 1 dosis documentada, administrar **1 dosis TV** (completando pauta).
  - En los siguientes casos está correctamente vacunado y no es necesaria inmunización:

- 2 dosis documentadas con >12 meses de edad
- Haber pasado las 3 enfermedades
- Prueba serológica positiva para TV

Las **contraindicaciones de la vacuna son**, además de las generales (hipersensibilidad a algún componente, enfermedad febril aguda), las propias de las vacunas de microorganismos atenuados (embarazo, inmunodeficiencias primarias o secundarias –trasplante, terapia inmunosupresora, SIDA o tratamiento con gammaglobulinas o hemoderivados, que pueden inactivar la vacuna). Además de reacción anafiláctica a la neomicina.

Tanto el virus del sarampión como el de la rubeola pueden inducir trombocitopenia, un riesgo que es mayor con pacientes que ya han sufrido este cuadro. Pueden agravarse asimismo las discrasias sanguíneas, leucemia, linfomas de cualquier tipo u otras neoplasias malignas que afecten a los sistemas hematopoyético y linfático.

Embarazo: Contraindicada la vacuna durante el embarazo, evitar el embarazo durante el MES POSTERIOR a la vacunación.

Reacciones adversas: Entre los efectos adversos destacan fiebre de intensidad variable (entre los 4 y 12 días tras la vacunación) debida a la replicación del virus del sarampión. Pueden aparecer artralgias transitorias en jóvenes debidas al virus de la rubeola y tumefacción parotídea provocada por el virus de la parotiditis.

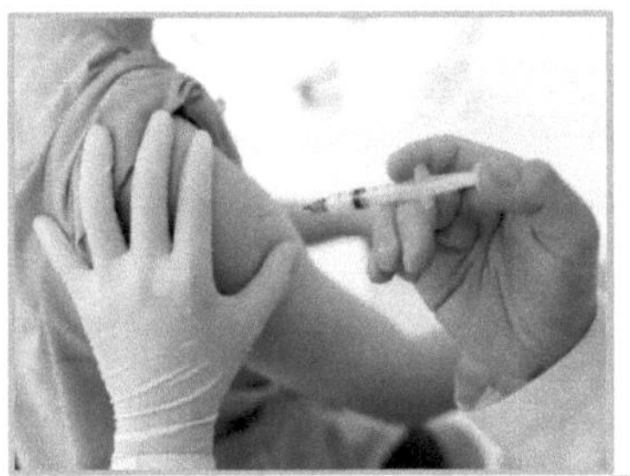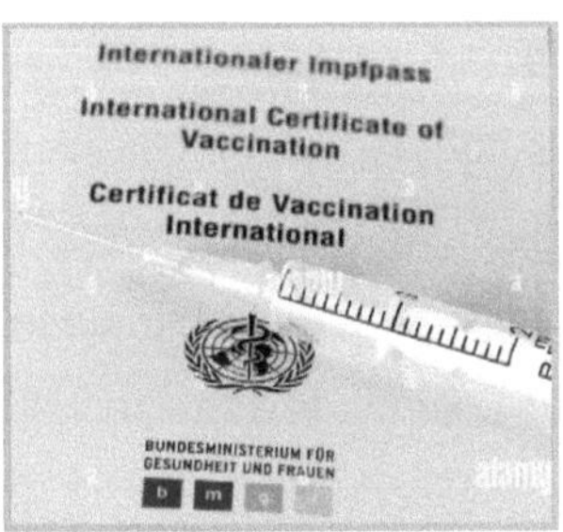

GRIPE Y VACUNA ANTINEUMOCOCICA

Otras vacunas a tener en cuenta en el viajero son la **gripe y vacuna neumococica** (grupos de riesgo), de las cuales solo mencionaremos las indicaciones en viajeros, y además debemos tener en cuenta las regulaciones nacionales existentes en relación al **covid** y su necesidad y/o obligación de presentar certificado de vacunación para poder acceder a un país en concreto de acuerdo a sus normas sanitarias nacionales.

Vacunación Antigripal

La protección frente a la gripe estacional no es una necesidad específica para la mayoría de los viajeros. Durante la temporada de gripe, se debe ofrecer la vacunación a los viajeros de acuerdo con las recomendaciones nacionales. Los viajeros deben tener en cuenta que la estacionalidad de la gripe puede ser diferente a su país de origen.

Riesgo para viajeros: Los viajeros no son un grupo de riesgo especial para la gripe, pero en algunos países donde una atención médica adecuada puede ser de difícil acceso para los no residentes, puede ocasionar enfermedad grave.

Precauciones: Lavar las manos frecuentemente y evitar lugares hacinados o multitudes es una medida de gran utilidad. En algunas situaciones, se puede recomendar la profilaxis antivírica con inhibidores de la neuraminidasa, especialmente para las personas en situación de riesgo especial.

La vacunación está Indicada en: viajeros mayores de 60 años, viajeros con patologías crónicas, viajeros que se desplacen en misión de cooperación internacional o sanitaria con gran contacto con población local, especialmente con hacinamiento y lugares nos ventilados.

Vacunación Antineumococica

A pesar de que los viajeros no están en mayor riesgo de contraer la enfermedad neumocócica, el acceso a los servicios de salud puede estar limitado durante el viaje y ello puede condicionar la necesidad de plantearnos esta vacunación.

Riesgo para viajeros: Antes de viajar a países con acceso limitado a servicios de salud, la vacunación frente a la enfermedad neumocócica invasiva es recomendable en niños <2 años y en niños y adultos que se consideran con riesgo particular de enfermedad grave.

Esta **vacuna se administra** a pacientes susceptibles de infección por esta bacteria. Indicada en el caso de viajeros a: viajeros mayores de 60-65 años, viajeros con patologías crónicas mayores de 2 años (Enf. cardiovascular crónica, Diabetes, Enf. respiratoria crónica, Hepatopatía crónica, Insuficiencia Renal, Alcoholismo crónico, Enfermedad neurológica y neuromuscular u otros trastornos que dificulten que movilicen las secreciones respiratorias o aumenten el riesgo de aspiración), viajeros con inmunodeficiencia (linfomas, leucemias, mieloma, trasplantados, infección por VIH, aplenia, tratamiento con quimioterapia o cualquier otro medicamento que origine disminución de las defensas).

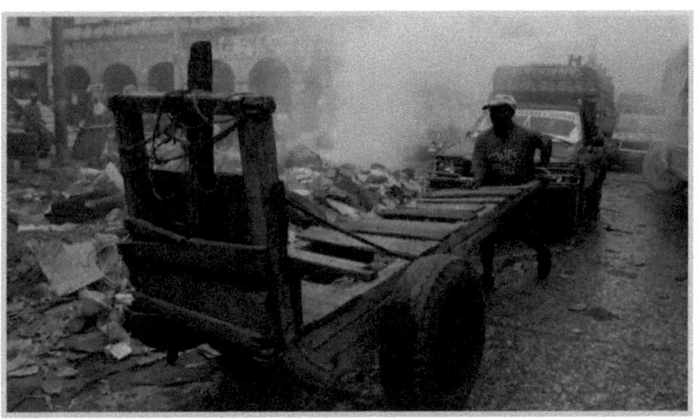

2.3.- VACUNAS ACONSEJADAS (recomendadas específicas del viajero)

Estas vacunas son aquellas que se administran en función de las características propias y de los factores de riesgo personales y fundamentalmente del destino, (se excluyen las obligatorias).

Destacamos: **Anti poliomielítica**, **Anticolérica**, **Rabia**, **Encefalitis Japonesa**, **Encefalitis Centroeuropea.**

2.3.1.- POLIOMIELITIS

Se trata de una enfermedad vírica, poliovirus (serotipos 1,2 y 3), virus Picornaviridae, que afecta al sistema nervioso provocando parálisis flácida aguda, especialmente de los miembros inferiores. Se transmite por contaminación fecal-oral o por secreciones orofaríngeas. Existen tres formas fisiopatológicas de la enfermedad: asintomática, leve y paralítica.

Esta vacuna está incluida en el calendario de vacunación infantil en nuestro país, de forma que la mayoría de los niños se encuentran inmunizados en el momento del viaje, pero los profesionales debemos ser conscientes de posibles requerimientos vacunales.

Se ha evolucionado considerablemente en la erradicación mundial de la poliomielitis. En el año 2011, solo seguían sin interrumpir la transmisión del poliovirus salvaje 4 países: Afganistán, India, Nigeria y Pakistán. Actualmente los casos de polio se deben a poliomielitis salvaje en Afganistán, Pakistán y Nigeria.

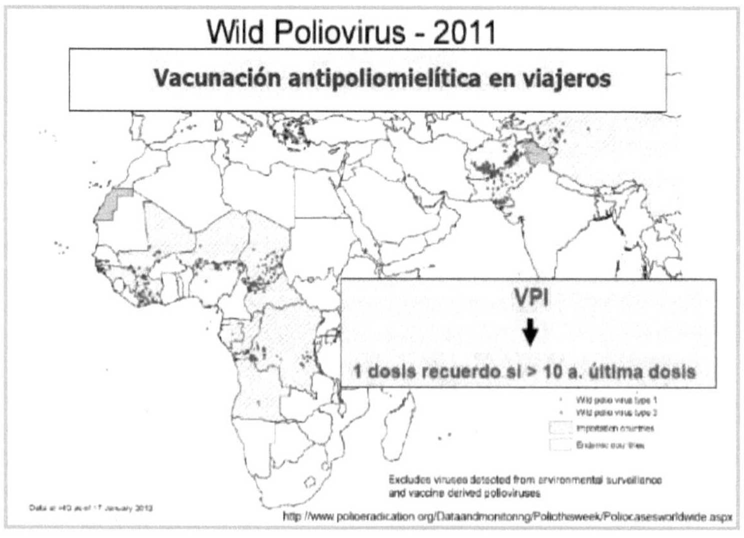

A nivel mundial, el último caso de poliomielitis causado por poliovirus de cepa salvaje de circulación natural de tipo 2 ocurrió en la India en 1999. No se ha detectado ningún caso debido al poliovirus de tipo salvaje tipo 3 desde noviembre de 2012. En 2015 se notificaron 73 casos de poliomielitis, debido al poliovirus de tipo salvaje tipo 1.

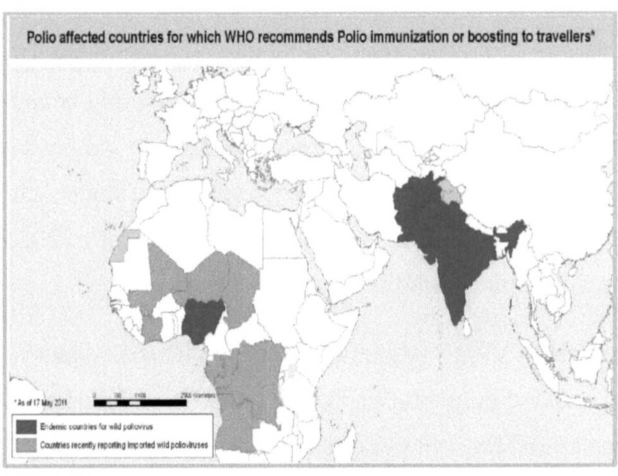

Desde 2014, debido a la expansión de la enfermedad, la OMS declaró la polio como una emergencia de salud pública, la vacuna está sujeta a normas de Regulación de Salud Internacional. Las recomendaciones de la OMS se van actualizando, según se vayan produciendo casos de polio, tanto causados por virus de polio salvaje, como por el virus derivado de la vacuna. Debido al incremento marcado de casos de polio salvaje en Afganistán y Pakistán, así como al incremento de casos por virus derivado de la vacuna tipo 2, la OMS mantiene la Emergencia Internacional y recomienda la vacunación de todos los visitantes de más de 4 semanas y los viajeros desde estos países, con vacuna oral bivalente o vacuna inactivada de polio, al menos, 1 mes antes y no más de los 12 meses previos. Actualmente se ha hecho la 26 declaración de emergencia internacional con recomendaciones de cumplimiento.

África fue declarada libre de polio salvaje en agosto de 2020, después del último caso registrado en el norte de Nigeria en 2016. En 2021 solo se notificaron 5 casos de polio salvaje, cuatro en **Afganistán** y otro en **Pakistán** (ver lectura complementaria). Aunque como veremos en los anexos es largo y sinuoso el camino para la erradicación mundial de la polio y en este sentido y a nivel nacional recientemente se emitió un documento sobre el Estado Actual de la vacunación contra la Poliomielitis (actualizado mayo/2023) y las acciones a realizar derivadas de ella.

Vacuna: VPIa (vacuna antipoliomielítica inactivada de inmunogenicidad aumentada). Forma parte de vacunas combinadas tetravalentes (DTPa, VPIa –Boostrix Polio®–), pentavalentes (DTPa, Hib, VPIa –InfanrixIPV+Hib®, Pentavac®–) y hexavalentes (DTPa, Hib, VPIa, HB –InfanrixHexa®–), la utilizada actualmente. Se encuentra también como vacuna monocomponente (Imovax® polio) como medicación extranjera, indicada para personas inmunizadas que vayan a viajar a zonas endémicas de polio. La vacunación en viajeros que van a zonas endémicas y no han sido vacunados previamente, se administrarán tres dosis con la pauta 0-2-6 ó 12 meses. Si es necesario se acelerará la vacunación con pauta de 0-1-2 meses.

Reacciones adversas: Las reacciones adversas son generalmente poco frecuente. Se han descrito síntomas generales como fiebre, vómitos o diarreas tras la vacunación. Esta descrito un evento raro asociado a la vacuna OPV, la poliomielitis paralítica asociada a la vacuna (VAPP), que puede ocurrir en las personas vacunadas o sus contactos, que se produce una vez cada 2,4 millones de dosis.

Contraindicaciones: hipersensibilidad previa a la vacuna. No debe administrarse durante el embarazo.

Riesgo en viajeros: Hasta que se haya certificado la erradicación de la enfermedad a escala mundial, continuará el riesgo para viajeros que visitan zonas infectadas, así como, de que los viajeros procedentes de las zonas infectadas vuelvan a infectar las zonas libres de polio. Por ello los viajeros que se dirigen a países con notificación de poliovirus salvaje y los que proceden de ellos, deben protegerse mediante la vacunación.

Se recomienda una dosis de recuerdo de la forma inactivada (VPI), administrada por vía parenteral, en aquellos viajeros en los que han pasado más de 10 años desde su vacunación, sino poseen esta vacunación deberán de completar completamente según las pautas nacionales antes de su partida.

En personas de todas las edades que **residen** en países con transmisión activa de polio salvaje o presencia de poliovirus derivado de la vacuna y visitantes de largo plazo a esos países se deberán tener los mismos criterios que se han comentado en el párrafo anterior. Estos viajeros deberán recibir esta dosis adicional de OPV o IPV en un plazo entre 4 semanas a 12 meses antes del inicio del viaje, con el fin de aumentar la inmunidad de la mucosa intestinal y reducir el riesgo de diseminación del virus, lo que podría conducir a la reintroducción del poliovirus en un área libre de polio.

Certificado de vacunación: Como ya hemos comentado algunos países libres de polio pueden exigir a viajeros procedentes de países con notificación de presencia de poliovirus salvaje se vacunen contra la poliomielitis para obtener un visado de entrada (los países que solicitan este documento para entrar en su país son: Brunei, India y Arabia Saudita), por ello se recomienda a todos los viajeros llevar este registro por escrito en aquellos países que se visitan, preferiblemente usando el Certificado Internacional de Vacunación (RSI 2005). En el caso de la peregrinación a la Meca u otros países de la península arábiga pueden requerir el certificado de vacunación frente a la polio.

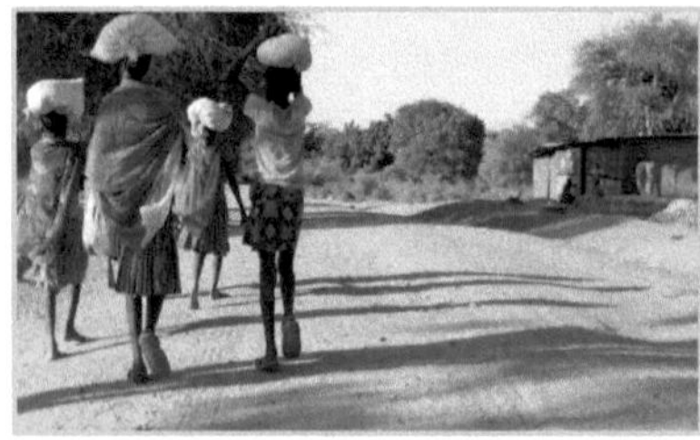
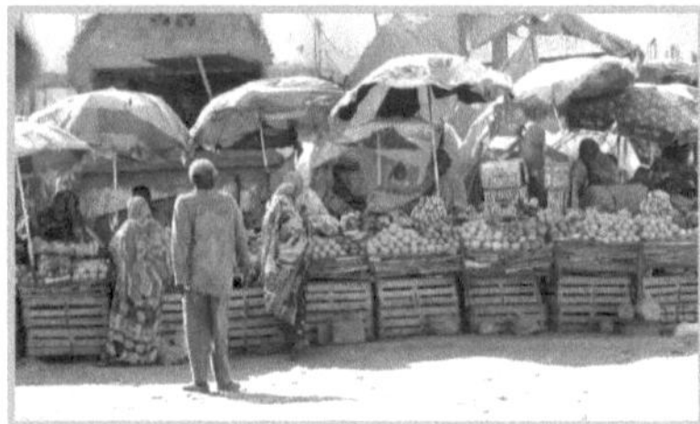

Atendiendo a las categorías de la instrucción informativa de la Subdirección General de Sanidad Exterior en España (documentación adjunta sobre la polio), diferenciamos distintas categorías de países con riesgo de polio:

Categoría 1: Países infectados con poliovirus salvaje (WPV1) o polio virus circulante derivado de la vacuna (cVDVP1 o cVDVP3) con riesgo potencial de propagación internacional.

Categoría 2: Países infectados con poliovirus circulante derivado de la vacuna (cVDVP2) con riesgo potencial o demostrado de propagación internacional.

Categoría 3: Países NO infectados por poliovirus pero vulnerables a la infección.

Actuación según categoría de país y estrategia de vacunación para la polio:

Actuación en Categoría 1:

- **> 4 semanas: Remitir a C.V.I.**

  o si ninguna dosis en últimos 10 años: Administrar 1 dosis y registrar en "Certificado".

  o si 1 dosis en últimos 10 años; Convalidación en certificado.

- **< 4 semanas: 1 dosis vida adulta**

Actuación Categoría 2:

- **> 4 semanas:** si no tiene 1 dosis en últimos 10 años: Administrar en Unidad, y registrar en "otras vacunaciones".

- **< 4 semanas:** 1 dosis vida adulta.

Actuación Categoría 3: extremar medidas higiénico sanitarias (lavado de manos).

2. 3.2.- CÓLERA

Es una enfermedad infecto-contagiosa producida por la bacteria Vibrio cholerae que se transmite por contacto directo o por ingestión de agua y alimentos contaminados.

Distribución geográfica: El cólera se produce, principalmente, en países pobres con saneamiento inadecuado y carencia de agua potable, y en países afectados por catástrofes, guerras y conflictos armados donde las infraestructuras pueden haber quedado destruidas. Muchos países en desarrollo están afectados, especialmente en África y Asia y, en menor medida, en países de América Central y del Sur.

Los brotes en zonas endémicas se producen en los meses de más calor y en edad temprana y en brotes en zonas no endémicas durante todas las estaciones y todos los grupos de edad.

Se han comunicado casos en el continente africano y en el sureste asiático durante los últimos meses del 2024. Se han recogido brotes de cólera en zonas del Oriente Medio y en dos países de las Américas (Brasil, Haití).

A pesar del número de brotes de cólera comunicados mundialmente, se siguen diagnosticando pocos casos anualmente en viajeros de regreso a EU/EEA. El riesgo de transmisión posterior de *Vibrio cholerae* en la EU/EEA es muy bajo. Todos los casos comunicados en Europa tenían una historia previa de viaje a un área afectada de cólera.

El **riesgo** de cólera para viajeros es muy bajo y la mejor forma de prevenir la enfermedad son las medidas higiénicas con el agua y los alimentos. En ciertas situaciones la vacuna será la medida de prevención indicada.

Los trabajadores de ayuda humanitaria en áreas de desastres o en campos de refugiados son personas que pueden estar en riesgo, en los que pueda estar indicada, así como en viajeros que se dirijan a zonas de alta endemia, viajes de aventura, VFR y en caso de que se prevea un contacto directo con población local en áreas de riego.

El riesgo de cuadro se puede presentar de forma más grave en los siguientes grupos de población:

- Personas con baja acidez gástrica
- Personas con grupo sanguíneo O
- Personas sin acceso inmediato a servicios médicos
- Personas con enfermedades crónicas (cardiacas, renales….)

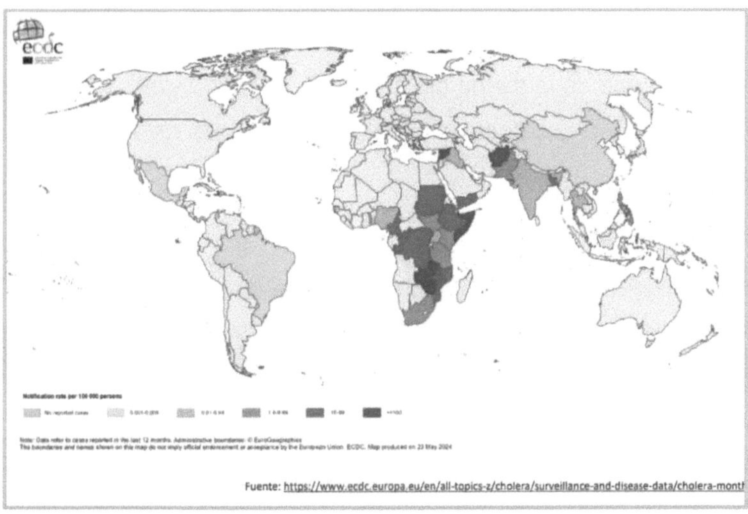

Fuente: https://www.ecdc.europa.eu/en/all-topics-z/cholera/surveillance-and-disease-data/cholera-montf

Se indica, de forma excepcional, en los viajeros a zonas epidémicas o de elevada endemicidad como son:

- ✓ África: Benín, Burundi, Camerún, República Democrática del Congo, Etiopía, Kenia, Malawi, Mozambique, Nigeria, Somalia, Sudan y Uganda.
- ✓ Asia: Bangladesh, India, Yemen y Filipinas.

✓ Américas: Haití.

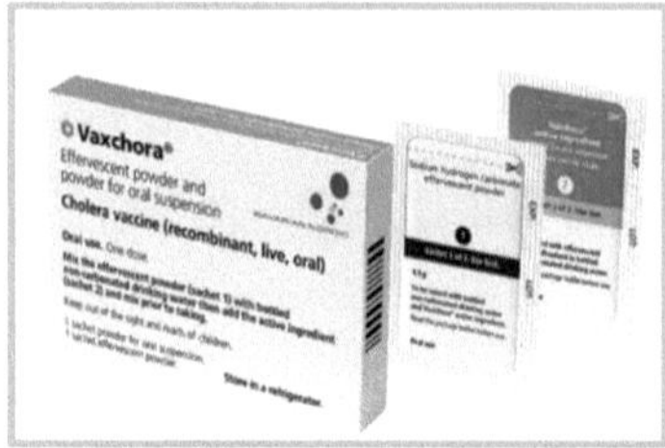 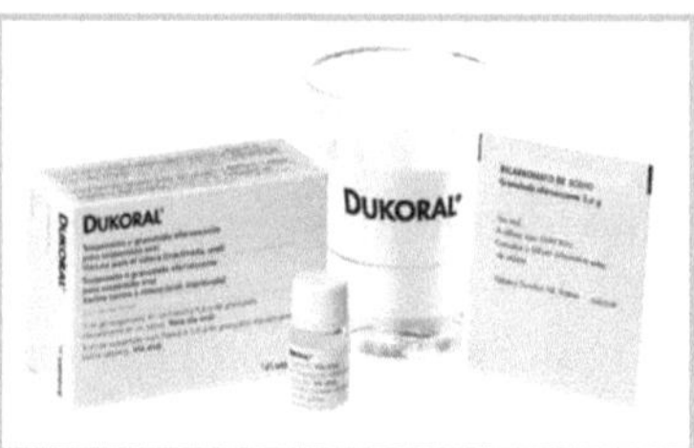

Vacuna: Actualmente en España la vacuna Dukoral® (PaxVax) es la más utilizada. Se trata de una vacuna inactivada de administración oral. Su composición incluye cepas inactivadas de Vibrio cholerae O1 de los serotipos Inaba y Ogawa, y la subunidad B recombinante de la toxina del cólera (TCBr). Se estima una eficacia del 85% y una posología en mayores de 6 años de 2 dosis con el intervalo de una semana.

Se presenta en suspensión con un granulado efervescente (bicarbonato sódico) que debe disolverse en 150 ml de agua fría. Posteriormente se añade el vial de la vacuna, ingiriéndose en un plazo máximo de 2 horas y separado, al menos, una hora de las comidas. En niños de entre 2 y 6 años, se desecha la mitad de la solución de bicarbonato (75 ml) y se mezcla con el contenido íntegro del vial que contiene la vacuna.

Se debe evitar el consumo de alimentos 2 horas antes de la vacunación y 1 hora después de la misma. La protección de la vacuna es de 2 años, por lo que si el riesgo persiste tras este tiempo será necesario volver a vacunar, por tanto, recuerdo a los 2 años.

La pauta de vacunación son 2 dosis en adultos y niños mayores de 6 años y 3 dosis en los niños entre 2 y 6 años. Las dosis se deben administrar con un intervalo de una semana entre ellas. Si han transcurrido más de 6 semanas entre 2 dosis, se debe reiniciar la pauta. La protección comienza a los 8 días de completar la vacunación. No se recomienda en menores de 2 años.

Tras la inmunización primaria, la protección contra el cólera aparece a la semana de la administración. Las dosis de recuerdo se recomiendan después de los dos años de la vacunación primaria en adultos y niños mayores de 6 años, y cada 6 meses para niños de edades entre 2-5 años. Si se superan los intervalos recomendados entre las dosis primarias o entre la última dosis primaria y la dosis de refuerzo, se debe repetir la inmunización primaria.

Por su reacción cruzada con el *E. coli* enterotoxigénico (ECET), se ha utilizado como profilaxis de la diarrea del viajero, induciendo, según la bibliografía, aproximadamente un 50% de protección a corto plazo contra la diarrea causada por la bacteria

Reacciones adversas: Los más frecuentes son cefalea, diarrea y dolor abdominal. **Contraindicaciones:** hipersensibilidad previa a la vacuna.

En la actualidad también disponemos de la vacuna Vaxchora® (2 sobres), tratándose de una vacuna viva atenuada, cuya toma es en una dosis única, a mayores de 18 años y administrada como mínimo 10 días antes de estar en la zona de riesgo, proporcionando una protección de alrededor de 6 meses. Interfiere con algunos antibióticos

En el caso de administrar esta vacuna se debe extremar la precaución higiénica adecuada de LAVADO DE MANOS tras una defecación y antes de la preparación o manejo de alimentos, durante la semana siguiente a la vacunación de cara a los convivientes.

Precauciones Generales: Se deben tomar las mismas precauciones que para otras enfermedades diarreicas, evitar el consumo de alimentos, agua y bebidas potencialmente contaminadas durante el viaje. El viajero debe llevar consigo sales de rehidratación oral para combatir la deshidratación y la depleción electrolítica en caso de diarrea severa. La vacunación contra el cólera no se requiere como condición de entrada en ningún país.

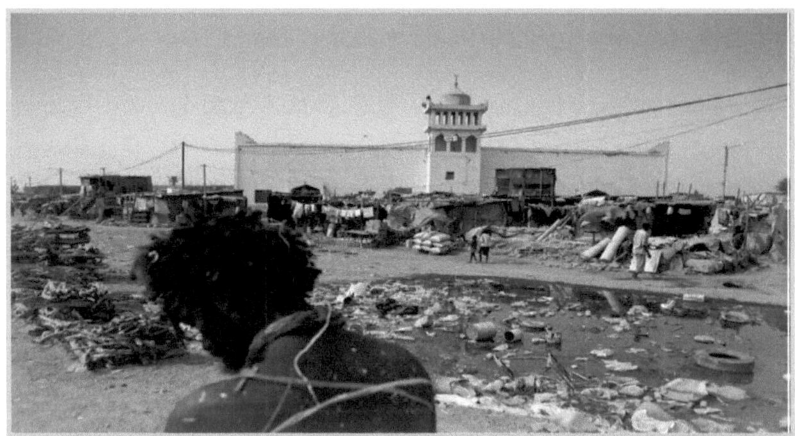

Recordamos como las medidas higiénicas generales para evitar las enfermedades de trasmisión feco oral son:

- lavar las manos antes de comer y después de ir al baño.
- lavar dientes y cavidad bucal con agua potable.
- evitar el consumo de alimentos crudos o mal cocidos.
- ingerir agua potable. preferentemente embotellada.

- no consumir hielos ni granizados.
- desinfectar frutas y verduras que se comen crudas.
- evitar la comida callejera.
- mantener un buen saneamiento.

2.3.3.- RABIA

La rabia es una zoonosis, una enfermedad propia de animales, causada por un virus ARN del género Lyssavirus, de la familia Rhabdoviridae y transmitida ocasionalmente al hombre por mordeduras o arañazos de diversas especies animales a través del contacto con saliva infectada a través de mordeduras o arañazos y se presenta como una encefalomielitis de curso agudo muy grave, raramente curable, por eso son muy importantes las medidas preventivas.

Enfermedad endémica en más de 150 países. Distribución mundial excepto en la Antártida, existiendo riesgo de rabia por animal terrestre en casi todo el mundo, a excepción de Europa, Australia, Nueva Zelanda y Japón dónde sólo existe rabia en mamíferos aéreos como los murciélagos. Más del 95% de los casos en África y Asia y a su vez más del 80% de los casos en humanos en áreas rurales. Provoca la muerte de 160 personas al día, la mitad de ellos niños y la mayoría de ellas ocurren en Asia y África.

Riesgo para el viajero: el riesgo en zonas endémicas es proporcional a su contacto con animales potencialmente rabiosos. Los veterinarios y las personas que trabajan en barrios marginales de ciudades donde hay perros vagabundos se exponen a un mayor riesgo. En general el riesgo en viajeros que van a complejos turísticos es bajo. El riesgo en niños es mayor, en gran parte por la posibilidad de tener contacto con animales sin informar de dicho contacto de riesgo. La mayor parte de casos de rabia humana, el 99%, se debe a exposición a perros rabiosos.

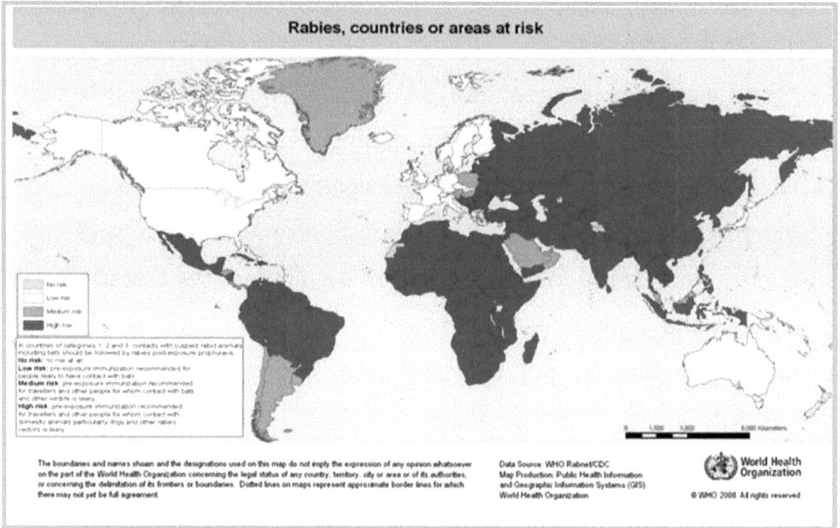

La prevención se basa en la concienciación de la enfermedad en poblaciones en riesgo, mediante educación sanitaria, prevención de la mordedura de animales y responsabilización de los dueños de perros. La rabia es una enfermedad prevenible mediante vacunación tanto de mamíferos como de las personas en riesgo. La vacunación humana se emplea principalmente para la profilaxis preexposición (PPrE) y posexposición (PPE).

Siendo la mejor medida de Prevención **es evitar fuentes de exposición.**

- Evitar contacto, acariciar o alimentar a cualquier animal desconocido (perros, gatos, murciélagos, animales salvajes, etc.) en áreas de riesgo

- Evitar entrar en cuevas pobladas con murciélagos.

Existe una amplia variedad de tipos de **vacunas** contra la rabia. Actualmente, las más utilizadas y recomendadas por la OMS son las vacunas inactivadas. Todas están disponibles en viales de dosis única para administración intramuscular. La vacunación pre-exposición se debe realizar al menos un mes antes de la partida y se administrarán 3 dosis los días 0, 7 y 21. Tras una exposición de riesgo en un paciente inmunodeprimido o no vacunado previamente, deben administrarse siempre 5 dosis de vacuna. Si el paciente estaba vacunado previamente se administrarán dos dosis.

La vacunación contra la rabia se aplica en dos situaciones diferentes:

- Para proteger a personas con probabilidad de exposición, es decir, **vacunación preexposición.**

- Para prevenir la manifestación clínica de la enfermedad, tras una exposición, generalmente después de la mordedura de un animal sospechoso de tener rabia, es decir, **profilaxis postexposición.**

Las vacunas usadas para la vacunación preexposición y postexposición son las mismas, aunque el calendario de administración difiere. La inmunoglobulina antirrábica se utiliza únicamente para la profilaxis postexposición. Las vacunas de cultivo celular o huevo embrionado, son más seguras y efectivas que las antiguas vacunas producidas en tejido cerebral. Actualmente, estas vacunas antirrábicas están disponibles en los principales centros urbanos de la mayoría de los países en desarrollo. Mientras, la inmunoglobulina antirrábica escasea en muchos lugares y puede no estar disponible, incluso, en muchas zonas de países infectados por la rabia canina.

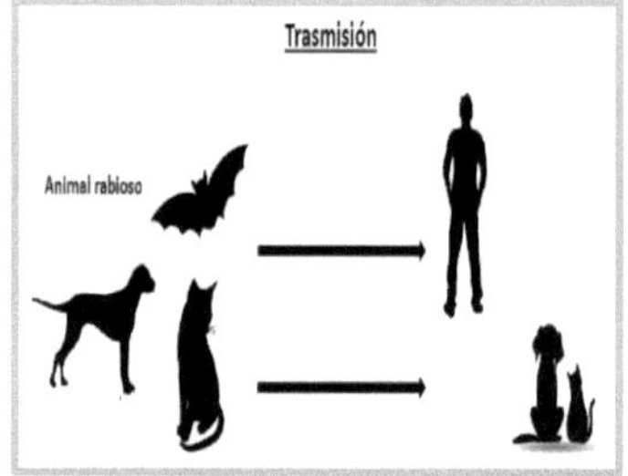

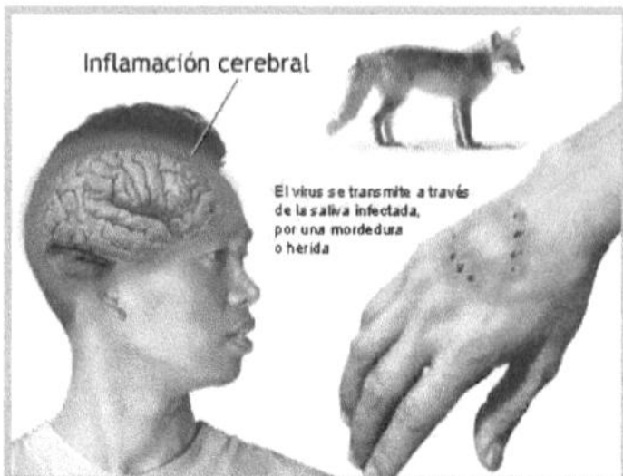

Se debe recomendar la **vacunación pre-exposición** a:

✓ Las personas con alto riesgo de exposición, como, el personal de laboratorio que trabaja con virus de la rabia, veterinarios, manipuladores y técnicos especialistas de animales que pueden estar bajo la posibilidad de una mordedura de un animal potencialmente rabioso.

✓ Viajeros que van a países con alta prevalencia de rabia, especialmente en aquellos con viajes de riesgo (áreas rurales, desplazamiento en bicicleta, trekking…). Exposición a murciélagos.

✓ La pauta es de 2 dosis intramuscular de 1 ml: 0 y 7 días. Si solo se recibe la 1ª dosis por falta de tiempo, se debe administrar la 2ª dosis en el plazo de un año.

✓ Iniciar: al menos 15 días antes de entrar en la zona de riesgo.

✓ RECUERDOS: ÚNICO en la vida (salvo personal de alto riesgo)

Disponemos de dos vacunas ambas de virus inactivados: Rabipur® cultivada en células embrionarias de pollo purificadas y Antirrábica Merieux® cultivada en células diploides.

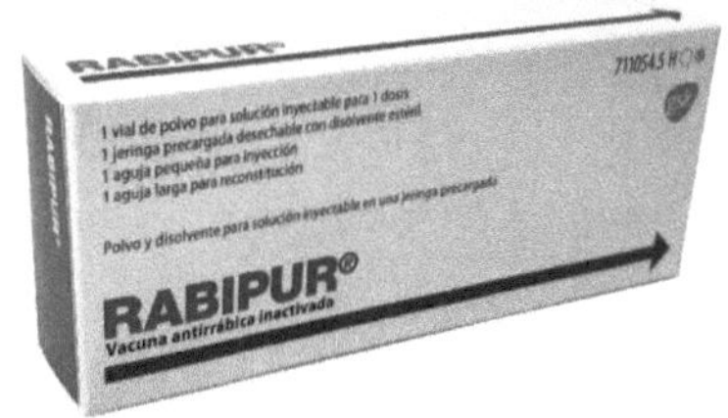

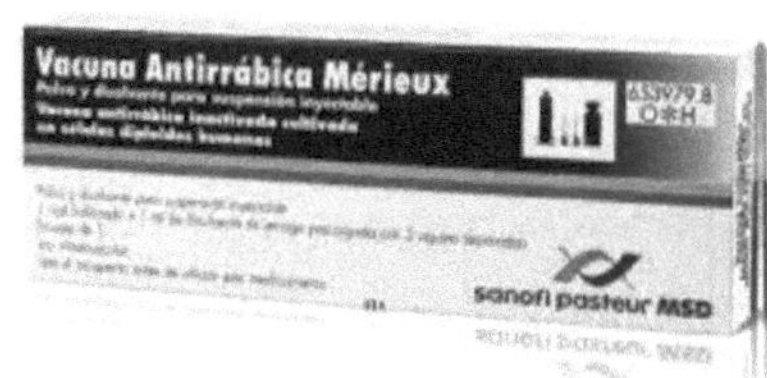

Reacciones adversas: Las más frecuentes son las reacciones locales, pudiendo aparecer dolor, eritema, prurito o ligero hinchazón en el punto de inyección. Las reacciones sistémicas como aparición de malestar general, fiebre, cefalea, astenia, mareos, linfadenopatía, exantema, trastornos gastrointestinales o dolores musculares son menos frecuentes. **Contraindicaciones**: hipersensibilidad previa a la vacuna.

Nota: Las medidas fundamentales **tras una exposición** de riesgo a la rabia son:

1. **Tratamiento local de la herida**, que deberá iniciarse tan pronto como sea posible, con **agua y jabón** y antiséptico local. Se ha demostrado que esta medida inicial de profilaxis antirrábica reduce marcadamente la probabilidad de infectarse por el virus de la rabia, al eliminar o inactivar el virus inoculado en el punto de infección.

   NO SUTURAR la herida, salvo que fuese inevitable, en cuyo caso la sutura debe quedar laxa. Pautar tratamiento antibiótico y además deberemos proceder a aplicar profilaxis antitetánica según sus antecedentes de vacunación.

> ✓ EL LAVADO DE LA HERIDA CON **AGUA Y JABÓN** DURANTE **15 MINUTOS**, LA PRIMERA MEDIDA A REALIZAR.

2. Aplicación de **vacuna antirrábica e inmunoglobulina antirrábica humana**, (Siempre tras contacto sospechoso). Cuando este indicado de acuerdo con la valoración del riesgo realizada (en función del tipo de contacto, características, comportamiento del animal agresor, y circunstancias epidemiológicas) y siguiendo pautas completas de vacunación:

- Vacunado con 2 dosis PREEXPOSICIÓN: 2 dosis de 1 ml IM, días 0 y 3.
- Sin vacunar previamente: 4 dosis en total, de 1 ml IM, los días 0, 3, 7 y la cuarta dosis entre los días 14 y 28.

Nota: valoración del riesgo de las heridas potencialmente rábicas.

MAYOR RIESGO	MENOR RIESGO
Mordedura / mordeduras múltiples	Lametazos / arañazos
Lesión con sangrado	Lesión sin sangrado
Localización proximal – cabeza, cuello o manos	Localización distal
Comportamiento agresivo del animal	Comportamiento normal del animal
No ha sido provocado	Ha sido provocado
El país de origen no está libre de rabia	El país de origen está libre de rabia
No se puede vigilar al animal	Se puede vigilar al animal
El animal no está vacunado	El animal está vacunado
Persona inmunodeficiente o con tratamiento inmunosupresor	Persona inmunocompetente
Murciélagos, perros, gatos, monos	Roedores, lagomorfos, caballos

3.3.4.- ENCEFALITIS JAPONESA

Se trata de una enfermedad causada por un virus (familia Flaviviridae) transmitida por un mosquito de la especie Culex, frecuente en los campos de arroz que produce en los primeros estadios síntomas leves como cefalea y que en casos más graves puede producir síntomas meníngeos y encefálicos. El riesgo de adquirir la enfermedad es de 2/10.000 viajes/semana de estancia.

Los cerdos y aves silvestres representan el reservorio natural de este virus, que se transmite a huéspedes animales y seres humanos por mosquitos del género Culex. Este mosquito tiene hábitos vespertinos.

Distribución geográfica: Algunos países asiáticos (Japón, Corea, China y toda la Península del Sureste de Asia) y ocasionalmente el norte de Australia.

Indicaciones. Bajo riesgo para la mayoría de los viajeros. La exposición rural prolongada incrementa s el riesgo. La vacuna se recomienda a viajeros al sureste de Asia y oeste del Pacífico, con viajes prolongados y elevada exposición rural. Sin embargo, debe considerarse en viajes cortos a zonas epidémicas y en zonas y periodos con elevado estancamiento de agua dulce (tras los monzones). No se indica a turistas convencionales a zonas urbanas, estancias cortas y fuera de los meses de transmisión.

Vacunas y pautas de vacunación. En la actualidad tan solo se dispone de una vacuna de virus enteros inactivados cultivados en células Vero, comercializada como Ixiaro. Desde diciembre de 2012 se ha autorizado por la EMA en mayores de 2 meses de edad. Se aplican 2 dosis separadas por 28 días. Entre 2 meses y 3 años 0,25 ml por vía IM. En mayores de 3 años 0,5 ml por vía IM.

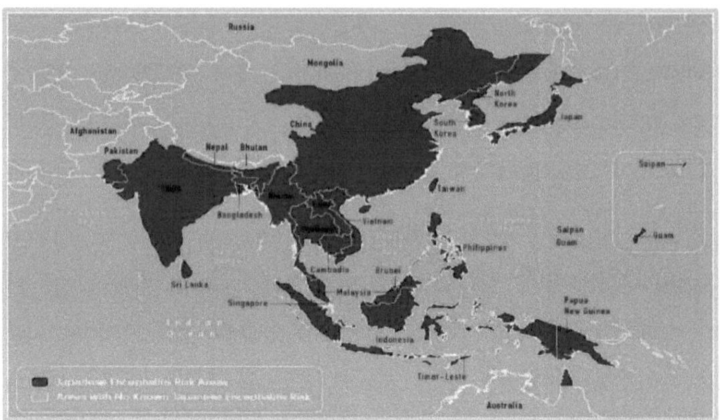

Es necesario iniciar la pauta de vacunación al menos seis semanas antes de la partida, siendo conveniente que la última dosis se administre por lo menos 10 días antes de entrar en la zona endémica.

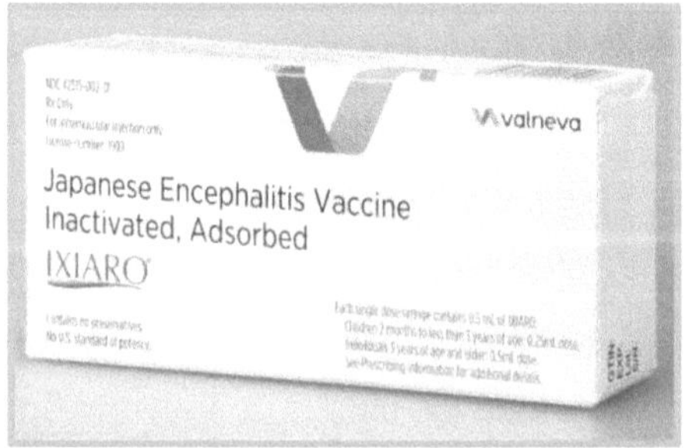

La indicación y la administración de esta vacuna se realiza en los Centros Internacionales de Vacunación.

Reacciones adversas: locales leves como enrojecimiento, hinchazón, fiebre o dolor de cabeza. **Contraindicaciones:** hipersensibilidad previa a la vacuna.

Prevención: evitar la exposición al mosquito vector y vacunación si procede.

2.3.5.- ENCEFALITIS EUROPEA POR GARRAPATA O PRIMAVERA-ESTIVAL

Es una enfermedad transmitida por garrapatas producida por el virus TBVE (Tick-Borne Encephalitis Virus), de la familia Flaviviridae cuyo cuadro clínico más característico es de tipo gripal seguido de afectación neurológica (encefalitis o meningitis con o sin mielitis). No existe transmisión persona-persona.

Se trata de una enfermedad de carácter estacional, cuya gravedad aumenta conforme aumenta la edad. y de la que no existe un tratamiento específico, siendo la inmunización y la protección frente a mordeduras de garrapatas las principales medidas preventivas.

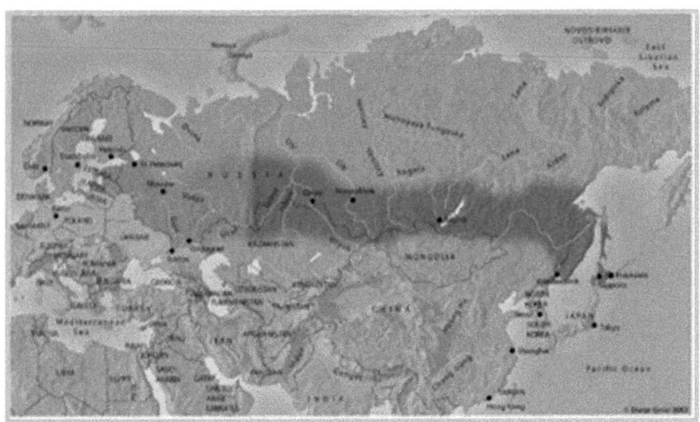

Distribución geográfica: zonas endémicas de Europa central, Rusia y algunas zonas de Asia. La enfermedad tiene carácter estacional. La mayoría de los casos aparecen entre los meses de abril y octubre. En la actualidad las zonas endémicas se están expandiendo en Europa. Enfermedad de mayor trascendencia en Europa entre las transmitidas por garrapatas (OMS).

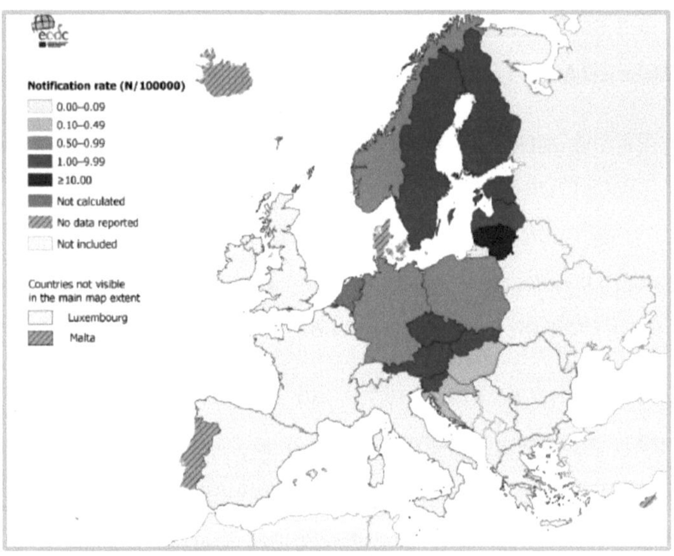

La transmisión del virus TBE es muy variable según el lugar, la densidad de población de garrapatas y las tasas de infección en áreas endémicas. El riesgo de infección está condicionado por el itinerario y las actividades realizadas; la mayoría de las infecciones son el resultado de picaduras de garrapatas en áreas boscosas mientras se realizan actividades al aire libre. En áreas endémicas, la infección también puede transmitirse por consumo de productos frescos no pasteurizados.

Indicaciones de la vacuna: viajeros de más de 12 meses a zonas de riesgo con estancias superiores a 3-4 semanas en áreas boscosas de Rusia y del centro y noreste de Europa. Está incluida en el calendario de vacunación en algunos de los países de riesgo como Austria, República Checa y algunos territorios de Finlandia y Letonia.

Vacunas y pautas de vacunación. Vacunas de virus enteros, inactivados con formaldehído, purificados y cultivados en células de embrión de pollo. Produce inmunidad frente a todas las variantes del virus de la encefalitis por garrapatas.

FSE-IMMUN TICOVAC® y ENCEPUR®.
- Dosis, vía IM.
- Pauta normal: 0, 1-3 meses y 5-12 meses.
- Pauta acelerada: 0, 14 días y 5-12 meses.
- La protección comienza a los 14 días de la 2ª dosis. Se debe iniciar la vacunación, al menos, dos meses antes del viaje, para asegurar un mínimo de 2 dosis antes de la exposición.
- DOSIS DE RECUERDO: Cada 3-5 años si continua la exposición al riesgo

Nota: Existen datos en la bibliografía que afirman que existe un "priming" del sistema inmune, demostrado por una respuesta anamnésica al antígeno de la encefalitis centroeuropea independientemente del tiempo transcurrido desde la última dosis de vacuna, incluso en personas que recibieron con anterioridad una sola dosis de vacuna.

A medida que la incidencia de la encefalitis transmitida por garrapatas varía dentro incluso de las regiones geográficas endémicas, las estrategias de inmunización pública deben basarse en las evaluaciones de riesgos realizadas a nivel nacional o regional, y deben adecuarse a la situación endémica local.

Reacciones adversas: los efectos adversos locales, dolor y enrojecimiento en la zona de administración son frecuentes mientras que la fiebre solo aparece en un 5-6% de casos. **Contraindicaciones:** hipersensibilidad previa a la vacuna.

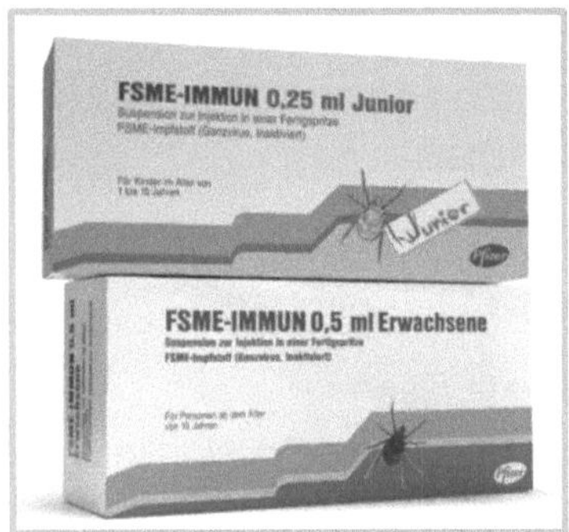

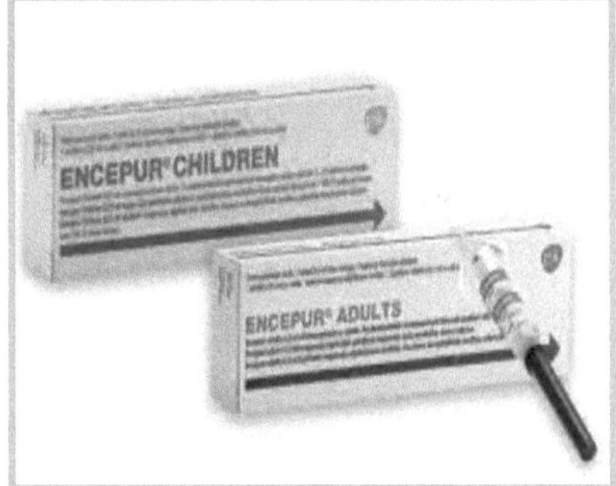

Es importante para prevenir esta enfermedad utilizar medidas para **evitar picaduras de garrapatas** como es el uso de pantalones largos y calzado cerrado, puede emplearse además repelentes con DEET. Toda la superficie corporal debe ser sometida a exploración y eliminar tan pronto como sea posible las garrapatas adheridas.

3.3.6. DENGUE

Enfermedad vírica transmitida por mosquitos que se presenta de forma sintomática o con síntomas leves en la mayoría de los casos y cuyo tratamiento es sintomático.

Se trata de una abrbovirosis con 4 subtipos. Tras la infección se adquiere inmunidad de por vida contra el serotipo en particular.

El vector es el mosquito aedes aegypti. El aedes albopictus es el segundo vector, que se ha propagado a nivel mundial por el comercio internacional de neumáticos usados (proporcionan los criaderos al mosquito).

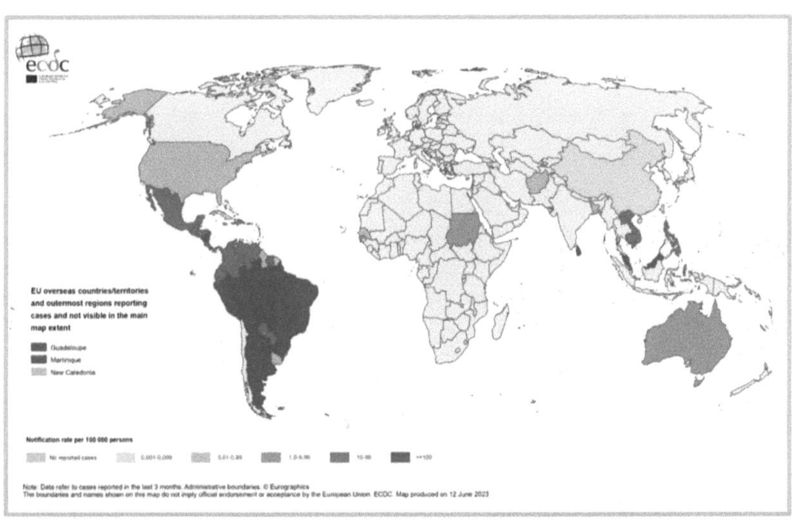

Existe una vacuna de virus vivos atenuados, vacuna tetravalente (frente a los 4 serotipos) Qdenga®: con una eficacia del 80-90% cuya prescripción tiene lugar en los Centros de Vacunación Internacional, una pauta de 2 dosis (0-3 meses) administrada por vía subcutánea en deltoides. Pauta completa al menos 10 días antes del viaje. No estableciéndose la necesidad de dosis de refuerzo. Evitar embarazo al menos 1 mes tras la vacunación.

CONTRAINDICACIONES de la vacuna Qdenga®:

- Hipersensibilidad a los principios activos o a algunos de los excipientes, o hipersensibilidad a una dosis previa de Qdenga®.
- Personas con inmunodeficiencias congénitas o adquiridas.
- Personas con infección VIH sintomática o infección asintomática por VIH cuando va acompañada de indicios de deterioro de la función inmunitaria.
- Mujeres embarazadas.
- Mujeres en periodo de lactancia.

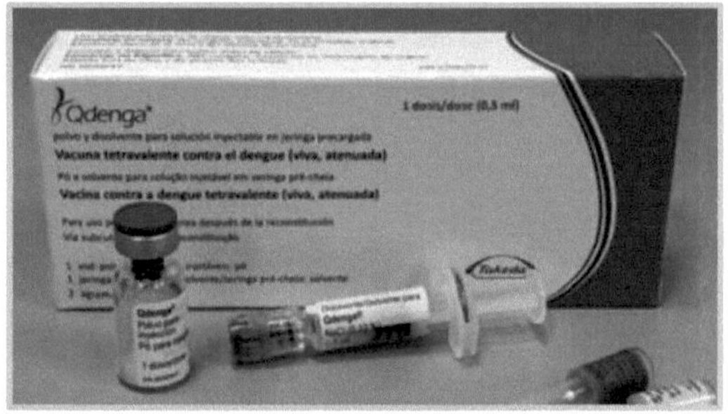

REACCIONES ADVERSAS Qdenga®:

- Dolor en lugar de inyección, eritema, cefalea, mialgia, malestar general.

- Generalmente en los 2 días posteriores a la inyección.

- Duración: Breve (1 a 3 días) e intensidad leve/moderada.

- Menos frecuentes tras la 2ª inyección de Qdenga® que después de la primera.

- Viremia vacunal transitoria: comienza normalmente en la 2ª semana tras la primera inyección con duración media de 4 días. Se asocia a síntomas transitorios leves a moderados como cefalea, artralgia, mialgia y erupción.

PRINCIPALES VACUNAS PARA CONSIDERAR DURANTE LA CONSULTA PREVIAJE

Haemophilus influenzae tipo b

No existe evidencia de infección relacionada con los viajes, aunque el organismo es omnipresente.

Hepatitis B

La vacunación puede considerarse a viajeros internacionales, independientemente del destino, dependiendo del riesgo conductual y su potencial exposición.

Influenza

Puede observarse transmisión durante todo el año en áreas tropicales.

Sarampión, paperas, rubéola

Estas infecciones son comunes en países que no inmunizan a niños de forma rutinaria, incluida Europa.

Meningocócica

Los brotes ocurren en África subsahariana "cinturón de la meningitis" durante la estación seca, diciembre a junio, aunque la transmisión puede ocurrir en cualquier momento en viajeros con contacto cercano a población local. Se han producido brotes en peregrinos al Hajj (Meca).

Neumocócico

El organismo es ubicuo y la relación causal con el hecho de viajar es difícil de establecer.

Poliomielitis

Los viajeros no inmunizados o deficientemente inmunizados pueden infectarse con polio salvaje. Dado que la propagación internacional de polio salvaje en 2014 fue declarada una emergencia de salud pública en virtud del RSI, existen recomendaciones para la vacunación en países con polio. salvaje tanto para residentes, visitantes a largo plazo como viajeros internacionales.

Tétanos, difteria, tos ferina

Existen casos raros de difteria atribuido a viajes. La tos ferina ha ocurrido en viajeros, recientemente en adultos cuya inmunidad ha disminuido.

Cólera

Existen casos recientes descritos en viajeros a Haití.

Hepatitis A

La prevalencia de la infección por este virus puede variar entre las regiones de un país. Se recomienda la vacunación en viajes a regiones con prevalencia alta de la enfermedad.

Encefalitis japonesa

Se han producido casos raros, <1 caso/1 millón en viajeros a países endémicos. Sin embargo, las secuelas neurológicas graves y la alta tasa de mortalidad justifican la evaluación detallada del riesgo y la posibilidad de vacunación.

Rabia

La inmunización preexposición simplifica la inmunoprofilaxis posterior a la exposición, ya que una vacunación adecuada puede ser difícil de obtener en muchos destinos.

Encefalitis transmitida por garrapatas

Se han identificado casos en viajeros, riesgo estimado de 1/10.000 personas-mes en viajeros.

Tifoidea

Diversos estudios realizados en el Reino Unido han encontrado que los mayores riesgos se encuentran en viajes a India (6 casos/100,000 visitas), Pakistán (9 casos/100,000 visitas) y Bangladesh (21 casos /100,000 visitas), aunque el riesgo es sustancial en muchos destinos.

Fiebre amarilla

El riesgo existe en áreas del África subsahariana y regiones amazónicas de América del Sur. Algunos países requieren certificado de vacunación para entrar.

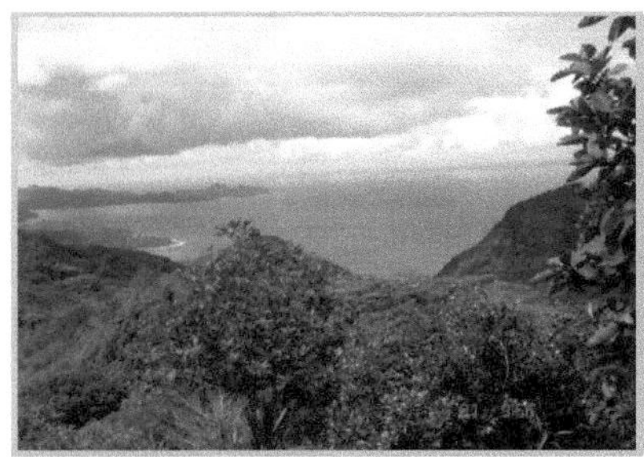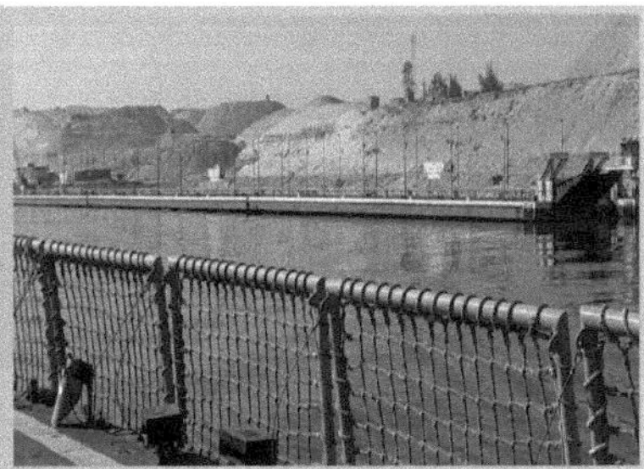

OTRAS VACUNAS DE INTERES

1. VACUNA FRENTE A LA MALARIA

En la actualidad existe más de 30 vacunas contra P. falciparum que se encuentran en etapa preclínicas o clínicas avanzadas de evaluación.

Desarrollo de vacunas frente a la malaria:

Las dianas a las que se dirigen los candidatos a vacuna frente a malaria son:

- Inhibición de la invasión del merozoíto
- Eliminación de los hepatocitos infectados
- Inhibición de la infección del esporozoíto
  - Mosquirix® (Recomendada por OMS 2021). **(RTS,S/AS01).** Prevención de la malaria en niños de 5 meses a 17 meses de edad.
  - R21 Malaria Vaccine (Recomendada por OMS 2023). **(R21/Matrix-M).** Prevención de la malaria en niños de 5 a 36 meses de edad (edad en la primera dosis). De

momento está dirigida a niños de países de África Subsahariana y otras regiones con transmisión moderada o alta de Plasmodium *falciparum.*

- Prevención de la invasión a los glóbulos rojos
- Inhibición del desarrollo de la fase sexual del parásito

Las vacunas RTS, S/AS01 y R21 Malaria Vaccine han completado hasta el momento una evaluación de fase III y ha recibido una evaluación reguladora positiva por parte de la Agencia Europea de Medicamentos. Utilizan antígenos proteicos recombinantes dirigidos a diferentes etapas del ciclo de vida del parásito.

RTS, S/AS01 utilizada en niños de 5 a 17 meses de edad, ha demostrado una eficacia contra todos los episodios de malaria clínica durante el período de 4 años del ensayo fue de alrededor del 26% con un esquema de 3 dosis y del 39% con cuatro dosis de la vacuna.

A fecha de hoy la OMS indica la necesidad de resolver incertidumbres y dudas con esta vacuna para evaluar la conveniencia de introducir la vacuna RTS, S/AS01 para uso rutinario en zonas endémicas de paludismo en África subsahariana.

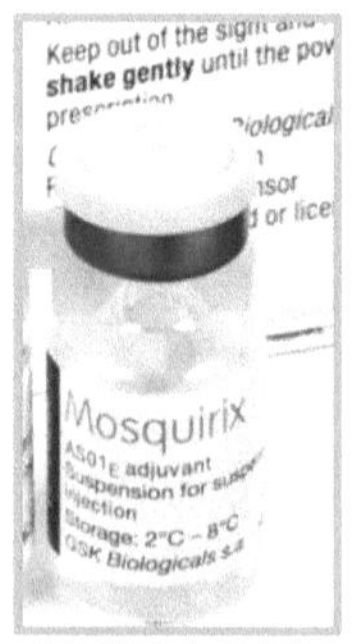

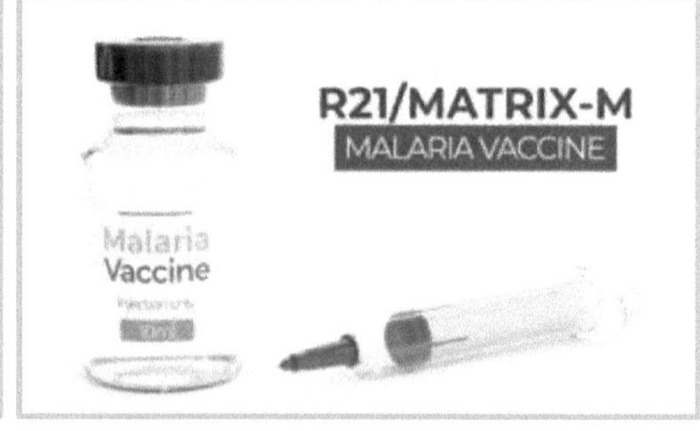

2.- OTRAS ENFERMEDADES INFECCIOSAS Y VACUNAS:

En la actualidad hay muchas enfermedades infecciosas emergentes que pueden adquirirse en los viajes, para las que no hay una vacuna comercializada, por ejemplo, la enfermedad por el virus del Zika, virus del chikunguña, virus de la gripe aviar, síndrome respiratorio de Oriente Medio (MERS-Co), enfermedad por el virus del Ébola u otras fiebres hemorrágicas, etc.

Algunas de ellas se transmiten por artrópodos, por lo que, al carecer de vacuna eficaz, la prevención de picaduras de insectos debe ser una práctica recomendada en los viajes. En el caso de niños menores de 2 meses no pueden emplearse repelentes de insectos, se usarán mosquiteras ajustables; en los mayores de 2 meses se recomienda el DEET en concentraciones no superiores al 30 %.

3.- COVID Y VACUNACIÓN

En tiempos de la pandemia de la covid-19 se aconsejó evitar viajes por el riesgo de adquirir la enfermedad o de poder expandirla, aun siendo asintomático. No existe reglamentación sanitaria internacional que imponga la vacunación como requisito para la entrada o salida de los distintos países. Pero las autoridades de cada nación establecieron medidas en las que se tienen que aportar pruebas de no infección frente a la covid-19, en los puestos fronterizos terrestres, marítimos y aeropuertos.

PUNTOS CLAVES

- Además de las medidas preventivas de lucha contra enfermedades transmitidas por el agua o mosquitos, es fundamental adecuar la inmunización y las vacunas pertinentes de acuerdo a las características del viaje que se va a realizar.

- Existen vacunas sujetas a reglamentación internacional que pueden ser exigidas para entrar en algunos países; como las vacunas frente a la fiebre amarilla, la antimeningocócica y, en algunos casos, la antipoliomielítica.

- La vacuna frente a la fiebre amarilla contiene virus atenuados y está indicada en mayores de 9 meses viajeros a zonas endémicas.

- La vacuna antimeningocócica tetravalente (A, C, W e Y) se recomienda en el cinturón africano de la meningitis y es necesaria para los peregrinos a la Meca (Arabia Saudí).

- La vacuna frente a la hepatitis A se recomienda en mayores de un año no inmunes que viajen a un país endémico, principalmente si las condiciones higiénico-sanitarias o el control del agua son deficientes.

- La vacuna frente a la fiebre tifoidea es ampliamente recomendada para las visitas al Sudeste Asiático, África o Sudamérica y pueden administrarse a partir de los 2 años de edad. Existen comercializadas 2 vacunas frente a la fiebre tifoidea, oral y parenteral, cuya indicación dependerá del riesgo asociado al viaje.

- La vacuna frente al cólera se indica en los hijos de los viajeros VFR (que visitan amigos y familiares), los cooperantes, los trabajadores o en general en los viajeros de alto riesgo (como el personal de ayuda humanitaria en zonas de desastres o campos de refugiados) que viajan a zonas endémicas o epidémicas.

- La vacuna frente a la encefalitis centroeuropea es necesaria para viajeros que viajen a zonas de riesgo con estancias superiores a 3-4 semanas en áreas boscosas de Rusia y del centro y noreste de Europa.

- La vacuna frente a la encefalitis japonesa se recomienda en viajeros a zonas de Asia y del Pacífico Occidental, durante la época de transmisión del virus, en especial si visitan zonas rurales o agrícolas. Puede administrarse a partir de los 2 meses de edad.

- La vacuna frente a la rabia y la gammaglobulina específica frente a la misma son imprescindibles tras la mordedura de un animal potencialmente rabioso durante un viaje a un país endémico de rabia.

- A fecha de hoy no podemos decir que exista una vacuna contra la malaria para uso rutinario en zonas endémicas.

- Existe una vacuna de virus vivos atenuados, vacuna tetravalente (frente a los 4 serotipos) con una pauta de 2 dosis administrada por vía subcutánea en deltoides.

4. VACUNACIÓN EN VIAJEROS Y GRUPOS DE EDAD.

4.1. Niños y lactantes

Se recomienda que el niño acuda a la consulta de salud internacional y/o pediatra entre 4 y 6 semanas antes de iniciar el viaje. Todo niño viajero deberá tener actualizado su calendario de vacunación y si procede se adelantarán alguna dosis de vacunas.

VACUNACIONES EN GENERAL

No existe un listado de vacunas único para cada país. El tipo de vacunas a administrar se basa en aspectos como:

1. El destino, tipo de viaje, duración del mismo y condiciones de alojamiento.

2. El estado de salud del niño (enfermedades, alergias, etc.).

3. Las vacunas previas del niño.

4. Los riesgos específicos de la zona.

5. Las exigencias del Reglamento de Sanidad Exterior (RSI-2005) o las propias del país.

6. El tiempo disponible antes del viaje.

El viaje debe ser un motivo para revisar y adecuar el calendario de vacunación sistemático. Las vacunas específicas se deben considerar en función del viaje, priorizando aquellas que inmunizan frente a enfermedades comunes con un impacto significativo, como la hepatitis A y la gripe, pero sin olvidar las que lo hacen frente a enfermedades que asocian una grave morbi-mortalidad, como la rabia, la meningitis, la encefalitis japonesa o las obligatorias para entrar en el país de destino. Es importante no olvidarse de registrar las vacunas en un documento escrito que pueda transportar el viajero, cartilla de vacunación internacional.

Algunas vacunas pueden ser administradas en los primeros días de vida (BCG, poliomielitis oral y hepatitis B). Otras, en cambio, no se deben administrar antes de determinada edad (ej. difteria/tétanos/tos ferina), 6 meses (encefalitis japonesa), 9 meses (fiebre amarilla). Pero dado, que no todas las vacunas pueden administrarse a niños muy pequeños, es especialmente importante asegurar su protección frente a riesgos sanitarios, como pueden ser las enfermedades transmitidas por alimentos y picaduras de mosquitos, por medios distintos a la vacunación.

Es importante recordar que, puesto que puede ser difícil reducir la exposición de los niños a peligros ambientales, recordar cómo es especialmente importante asegurarse de que sus vacunaciones rutinarias están completamente actualizadas.

Las vacunaciones se agruparán en:

1. Vacunas sistemáticas o universales

La vacunación sistemática de un niño ante un viaje internacional es la recomendada en el calendario oficial de la zona donde vive, igual que el resto de los niños de su edad. Si su calendario de vacunación no está completo, se deben administrar antes del viaje las dosis que falten.

Si el niño fuese a viajar a un país donde es endémica una enfermedad de la que aún no ha sido vacunado, como el sarampión o la varicela, se adelantará la vacuna, siempre que sea posible.

2. Vacunas específicas del viajero

Dependen del país a visitar, del tipo de viaje y, por supuesto, de la edad, ya que algunas vacunas no pueden administrarse en niños muy pequeños.

- Vacunas específicas del viajero obligatorias.

Debemos tener presente que existen vacunas sujetas a reglamentación internacional que pueden ser exigidas para entrar en algunos países; como las vacunas frente a la fiebre amarilla, la antimeningocócica y, en algunos casos, la antipoliomielítica.

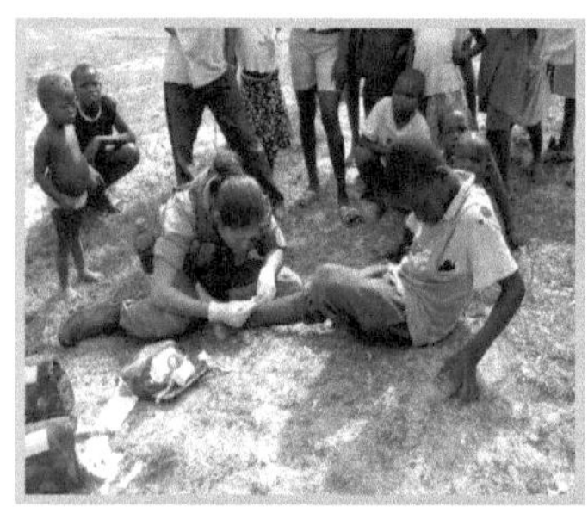
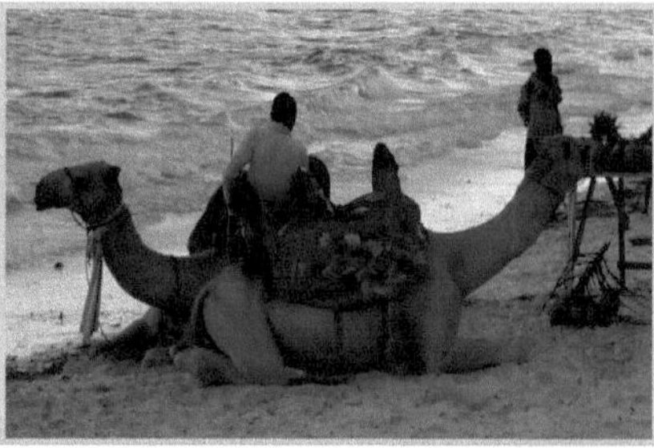

- Vacunas específicas del viajero recomendadas según el viaje.

Son las que se recomiendan a los niños viajeros según su destino, dependiendo siempre de la evaluación del riesgo del niño y del viaje.

CÓLERA

ENCEFALITIS CENTROEUROPEA (O POR GARRAPATA)

ENCEFALITIS JAPONESA (EJ)

FIEBRE TIFOIDEA

GRIPE

HEPATITIS A

RABIA

VACUNAS RECOMENDADAS ESPECÍFICAS DEL VIAJERO

Son las que se recomiendan a niños viajeros según su destino, dependiendo siempre de la evaluación del riesgo del niño y del viaje:

- La vacuna frente a la fiebre amarilla contiene virus atenuados y está indicada en mayores de 9 meses viajeros a zonas endémicas. Se contraindica en los menores de 6 meses, en niños con anafilaxia al huevo y en inmunodeprimidos, ya que, en general, no pueden recibir vacunas de virus vivos.
- La vacuna antimeningocócica tetravalente se recomienda en el cinturón africano de la meningitis y es necesaria para los peregrinos a la Meca (Arabia Saudí) mayores de 1 año, aunque hayan recibido previamente la vacuna conjugada frente al meningococo C.

- La vacuna frente a la hepatitis A se recomienda en los niños mayores de un año no inmunes que viajen a un país endémico (atención a los inmigrantes que vuelven a sus países), principalmente si las condiciones higiénico-sanitarias o el control del agua son deficientes.
- La vacuna frente a la fiebre tifoidea puede administrarse a partir de los 2 años de edad. Existen comercializadas 2 vacunas frente a la fiebre tifoidea, oral y parenteral, cuya indicación dependerá de la edad del niño y del riesgo asociado al viaje.
- La vacuna frente al cólera se indica en los hijos de los viajeros VFR (que visitan amigos y familiares), los cooperantes, los trabajadores o en general en los viajeros de alto riesgo (como el personal de ayuda humanitaria en zonas de desastres o campos de refugiados) que viajan a zonas endémicas o epidémicas.
- La vacuna frente a la encefalitis centroeuropea es necesaria para los niños que viajen a zonas de riesgo con estancias superiores a 3-4 semanas en áreas boscosas de Rusia y del centro y noreste de Europa.
- La vacuna frente a la encefalitis japonesa se recomienda en viajeros a zonas de Asia y del Pacífico Occidental, durante la época de transmisión del virus, en especial si visitan zonas rurales o agrícolas. Puede administrarse a partir de los 2 meses de edad.
- La vacuna frente a la rabia y la gammaglobulina específica frente a la misma son imprescindibles tras la mordedura de

un animal potencialmente rabioso durante un viaje a un país endémico de rabia.

Viajes y Niños menores de 2 años: el niño menor de 18 meses no ha completado todas las vacunas del calendario sistemático; algunas vacunas fuera del calendario no pueden administrarse con total seguridad y tiene además más riesgo de sufrir enfermedades graves tropicales, por todo ello: *"Siempre que pueda evitarse, un lactante menor de 2 años no debe viajar a un país con riesgo de enfermedades tropicales"*.

4.2. Adolescentes y adultos jóvenes

Los adolescentes y adultos jóvenes, constituyen el grupo más numeroso de viajeros y el grupo con más probabilidades de contraer infecciosa relacionadas con los viajes.

Tienen un riesgo especialmente alto cuando viajan con un presupuesto limitado y usan alojamientos de mala calidad (p. ej., mochileros) y cuando sus estilos de vida pueden incluir conductas sexuales de riesgo y otros peligros en los que incurren bajo los efectos del alcohol o de las drogas.

Dado que la reducción de los riesgos mediante la modificación de las conductas puede no ser fiable, se debe recomendar encarecidamente a este grupo la administración de todas aquellas vacunas necesarias antes del viaje, adoptando todas las demás precauciones para evitar las enfermedades infecciosas.

En adolescentes las vacunas siguen las mismas normas que en el resto de edades; sin embargo, a esta edad, se debe tener un especial cuidado con las enfermedades de transmisión sexual, tatuajes o *piercings*, que pueden favorecer el riesgo de transmisión de genfermedades (de transmisión sexual o a través de la sangre). El uso del preservativo debe además fomentarse en adolescentes en vacaciones de grupos escolares o viajes de aventura.

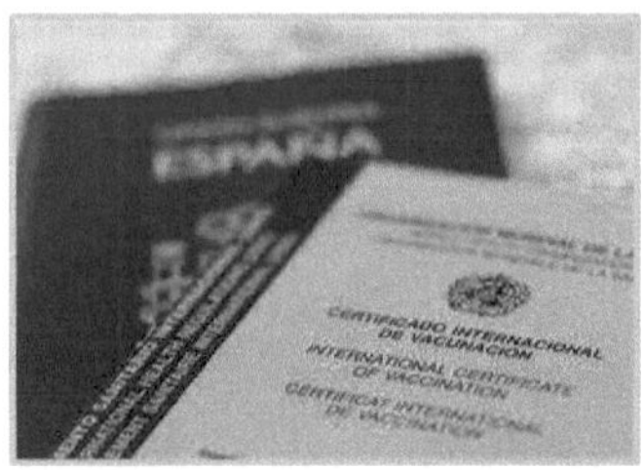
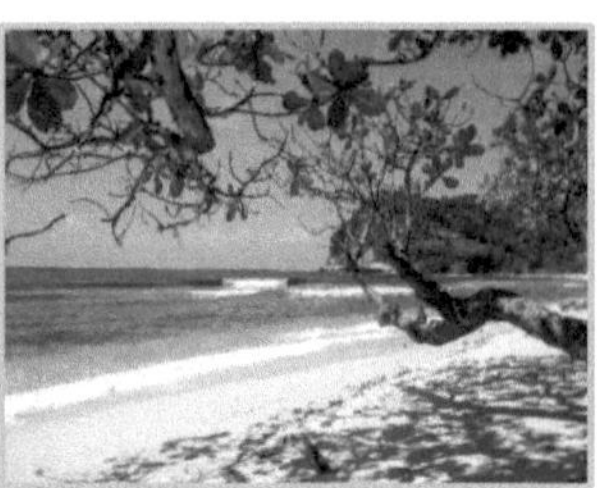

La siguiente tabla recoge las edades mínimas y los intervalos mínimos entre dosis para las vacunas disponibles para viajeros recomendadas en Estados Unidos. Vacunas como la vacuna contra la encefalitis japonesa, la rabia, la vacuna inactivada contra la fiebre tifoidea y contra la fiebre amarilla, no tienen recomendaciones rutinarias para no viajar.

NOMBRE DE LA VACUNA	DOSIS	EDAD RECOMENDADA	EDAD MÍNIMA	INTERVALO MÍNIMO HASTA LA SIGUIENTE DOSIS[3]
Encefalitis japonesa de células Vero (IXIARO)[1]	1	De 2 meses a 17 años De 18 a 65 años	≥2 meses ≥18 años	28 días 7 días
Encefalitis japonesa de células Vero (IXIARO)	2	De 2 meses a 17 años De 18 a 65 años	28 días después de la dosis 1 7 días después de la dosis 1	N/A

NOMBRE DE LA VACUNA	DOSIS	EDAD RECOMENDADA	EDAD MÍNIMA	INTERVALO MÍNIMO HASTA LA SIGUIENTE DOSIS[3]
Rabia (preexposición)	1		Véase la nota a pie de página 3	
Rabia (preexposición)	2		7 días después de la DOSIS 1	14 días
Rabia (preexposición)	3[4]		21 días–3 años después de la dosis 1	N/A
Fiebre tifoidea inactivada (ViCPS)		≥2 años	≥2 años	N/A
Fiebre tifoidea viva atenuada (Ty21a)		≥6 años	≥6 años	Véase la nota a pie de página 5
Fiebre amarilla		>9 meses[6]	>9 meses[6]	10 años[7]

Abreviaturas: N/A, no aplicable; ViCPS, Polisacárido capsular Vi

[1]Adaptado de la Tabla 1, Centros para el Control y la Prevención de Enfermedades. Recomendaciones generales sobre inmunización: recomendaciones del Comité Asesor sobre Prácticas de Inmunización (ACIP). MMWR Rep. Recomm. 2011; 60(RR-2):1–61.

[2]IXIARO está aprobado por la Administración de Alimentos y Medicamentos de EE. UU. para personas de ≥2 meses de edad.

[3] La inmunización contra la rabia antes de la exposición no tiene una edad mínima. Referencia: Centros para el Control y la Prevención de Enfermedades. Prevención de la rabia humana, Estados Unidos, 2008:

recomendaciones del Comité Asesor sobre Prácticas de Inmunización. MMWR Rep. Recomm. 2008; 57(RR-3):1–28.

[4] Considere administrar una tercera dosis de la vacuna antirrábica previa a la exposición a las personas que esperan riesgos de exposición a la rabia a largo plazo.

[5]Se recomienda que la vacuna oral contra la fiebre tifoidea se administre 1 hora antes de una comida con una bebida fría o tibia (la temperatura no debe exceder la temperatura corporal: 98.6 °F [37 °C]) en días alternos, para un total de 4 dosis.

[6]La vacuna contra la fiebre amarilla puede administrarse a niños de >9 meses en determinadas situaciones. Referencia: Centros para el Control y la Prevención de Enfermedades. Vacuna contra la fiebre amarilla: recomendaciones del Comité Asesor sobre Prácticas de Inmunización (ACIP). MMWR Rep. Recomm. 2010; 59(RR-7):1–27.

[7]Se recomiendan dosis subsiguientes de la vacuna contra la fiebre amarilla para las personas que recibieron la vacuna previamente durante el embarazo, con el VIH o antes de un trasplante de células madre hematopoyéticas (TCMH). Las dosis subsiguientes de la vacuna contra la fiebre amarilla también se recomiendan para las personas con mayor riesgo de contraer la fiebre amarilla debido al lugar específico o la duración del viaje, o debido a la exposición virulenta al virus (por ejemplo, trabajadores de laboratorio de fiebre amarilla). Para otros, solo se recomienda 1 dosis de por vida.

TABLA RESUMEN DE VACUNAS Y VIAJES:

Vacunas recomendables antes de viajar a una zona endémica

VACUNA (nombre comercial)	Dosis y vía	Edad	Pauta primaria Pauta acelerada	Observaciones
Cólera (Dukoral)	2-3 dosis oral suspensión y granulado en agua fría	A partir de 2 años	2-6 años: 3 dosis >6 años: 2 dosis Recuerdo: Niños 2-6 años: a los 6 meses Niños >6 años: a los 2 años	Al menos, una semana antes del viaje Protección cruzada frente a *E. coli*
Encefalitis centroeuropea (garrapatas) (Encepur, FSME-Immun Inject, Ticovac, Encepur	3 dosis IM 0,5 ml adultos y 0,25 ml niños	A partir de 12 meses Dosis adultos en ≥16 años Dosis pediátrica en <16 años	0, 1-3 meses y 6-15 meses. Recuerdo cada 5 años Pauta acelerada: 0, 7, 21 días, o bien 0, 14 días	Contraindicada en anafilaxia al huevo, neomicina, gentamicina y clortetraciclina

VACUNA (nombre comercial)	Dosis y vía	Edad	Pauta primaria Pauta acelerada	Observaciones
kinder, FSME-Immun Junior, Ticovac junior)			Recuerdo 12-18 meses	
Encefalitis Japonesa (Ixiaro)	Entre 2 meses y 3 años 0,25 ml por vía IM En mayores de 3 años 0,5 ml por vía IM	A partir de los 2 meses de edad	2 dosis en los días 0 y 28 Entre 18 y 65 años se puede utilizar una pauta rápida con 2 dosis los días 0 y 7	Autorizada a partir de los 2 meses en diciembre 2012 por la EMA En ≥18 años dosis de recuerdo a los 12-24 meses
Fiebre tifoidea (Typhim Vi) (parenteral)	1 dosis IM (0,5 ml)	A partir de 2 años	Dosis única Recuerdo cada 2-3 años	Mínimo 15 días antes de viaje

VACUNA (nombre comercial)	Dosis y vía	Edad	Pauta primaria Pauta acelerada	Observaciones
Fiebre tifoidea (Vivotif) (atenuada oral)	3 dosis oral (cápsulas)	A partir de 6 años (en FT 3 años)	3 cápsulas, tomadas en días alternos, en ayunas Revacunar cada 1-3 años si persiste riesgo	No tomar antibióticos 72 horas antes ni 7 días después
Hepatitis A (Havrix 720, Vaqta 25)	2 dosis IM (0,5 ml)	A partir de 12 meses Si hay riesgo a partir de los 6 meses se puede aplicar, pero no se contabiliza como dosis válida	Dosis 0 y 6-12 meses La segunda dosis puede administrarse con cualquiera de las vacunas frente a la hepatitis A	Contraindicadas en anafilaxia a neomicina
Rabia (Rabipur, Vacuna	De 2 a 6 dosis (1 ml)	No aplicar a menores de 1 año de forma	**Pauta pre exposición:**	Contraindicada en anafilaxia a la neomicina

VACUNA (nombre comercial)	Dosis y vía	Edad	Pauta primaria Pauta acelerada	Observaciones
antirrábica Mérieux)	IM e ID	preventiva, pero sí, si hay riesgo por mordedura	IM: 0^2, 7^2 y 28^2 días 0, 7 y 28 días. Recuerdo en 2-5 años **Pauta pos exposición**: (+ gammaglobulina antirrábica) ID: 0^2, 3^2 y 7^2 IM: 0, 3, 7 y 21* IM: 0^2, 7 y 21	Gammaglobulina antirrábica humana: dosis 20 UI por kg (alrededor de la lesión y el resto IM en un lugar anatómico alejado de la zona de aplicación de la vacuna)

- ID: intradérmica. IM: intramuscular.
- Las pautas IM con varias dosis en el mismo acto, se administrarán una en cada extremidad (deltoides o vasto externo).
- Para las aplicaciones múltiples en pautas ID se eligen: el deltoides, la región supraclavicular o el muslo. Se exponen varias opciones en pautas posexposición.
- * Se acepta entre los 14 y los 28 días

4.3. Personas mayores

Los viajeros mayores de 65 años constituyen un segmento de población cada vez mayor de viajeros internacionales. En la mayoría de los casos, la vacunación de viajeros sanos de edad avanzada no se diferencia de la vacunación de adultos más jóvenes.

A medida que se incrementa la edad se pueden agravar las enfermedades infecciosas, ya que desafortunadamente pueden presentar patología medica previa que complica el pronóstico, pero además nos podemos encontrar con coberturas de vacunación en este grupo de edad bajas, precarias o que simplemente no se hayan vacunado nunca.

Se debe ofrecer una revisión y actualización de su estado vacunal frente a difteria, tétanos, poliomielitis y hepatitis B. También hepatitis A a los sujetos no inmunes. En la recomendación de las vacunas habrá que tener en cuenta la vacuna de **la gripe y la neumocócica**, por presentar mayor riesgo a estas edades.

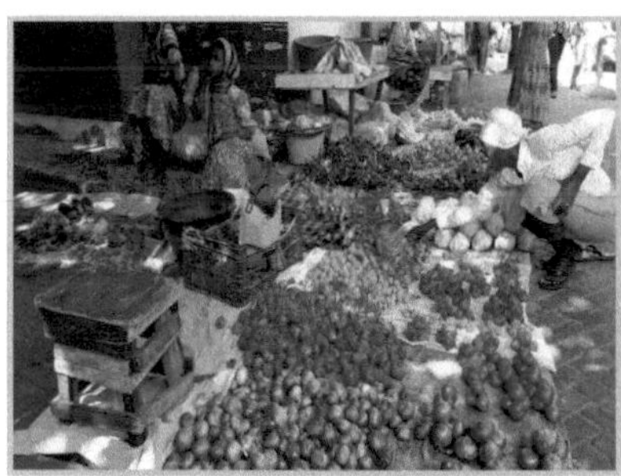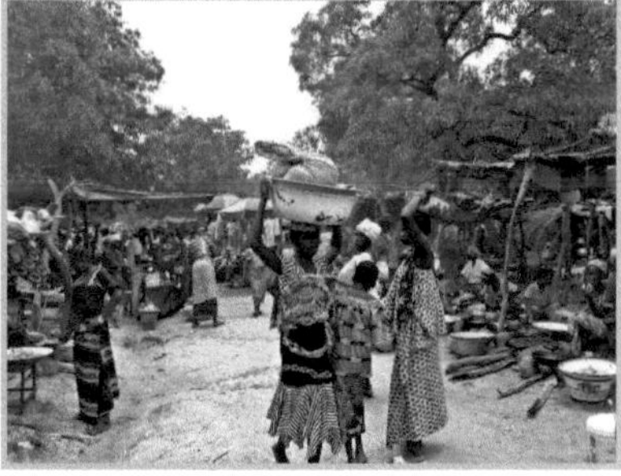

Para quienes viajen a países donde se requiere la vacunación frente a la fiebre amarilla, y aunque en general esta vacuna viva atenuada es muy segura, los eventos adversos graves pueden estar asociados con la vacunación, en individuos de edad avanzada. Por lo tanto, una evaluación del riesgo-beneficio debe preceder a la posible vacunación de fiebre amarilla en personas ≥ 60 años de edad.

4.4. Embarazo

El embarazo no debe disuadir a una mujer de recibir vacunas que son seguras y que van a proteger tanto su salud como la de su hijo. Sin embargo, se debe tener cuidado para evitar la administración inadecuada de ciertas vacunas que podrían dañar al feto.

Las vacunas inactivadas como la vacuna de la gripe, de toxoides o polisacáridos capsulares y vacunas conjugadas, normalmente se pueden administrar durante el embarazo.

Las vacunas de virus vivos atenuados están generalmente contraindicadas o requieren una valoración individual debido a los riesgos para el bebé.

Las vacunas frente a triple vírica, varicela, BCG, polio oral, fiebre amarilla, fiebre tifoidea oral y encefalitis japonesa están contraindicadas. En cambio, sí que se pueden administrar las vacunas de tétanos/difteria, gripe, hepatitis B, polio parenteral, antimeningocócica A-C, rabia, hepatitis A y antineumocócica.

Vacunas del viajero recomendadas en la embarazada

Cólera: Seguridad sin determinar

Gripe: Administrar si está indicado

Poliomielitis VPO: No, contraindicada

Poliomielitis VPI: Sí, administrar si está indicado

Triple vírica: No, contraindicada

Difteria/tétanos Sí, administrar si está indicado (se recomienda retrasar su administración hasta 2 trimestre)

Varicela No Vacuna viva: evitar durante el embarazo.

Encefalitis japonesa Seguridad sin determinar. Valoración individual, en general no se recomienda. Lo mejor es no viajar a dichos destinos estando embarazada

Enfermedad meningocócica Sí, administrar si está indicado

Fiebre amarilla Se debe valorar individualmente en función del riesgo. La vacunación contra FA puede ser considerada a partir del sexto mes de embarazo y cuando el riesgo de exposición a la enfermedad sea mayor que el riesgo de la vacuna para el feto. Si se vacuna, se debe monitorizar al recién nacido con el fin de descartar la posibilidad de infección congénita. La tasa de seroconversión tras vacunar es menor en embarazadas

Fiebre tifoidea oral: Seguridad sin determinar; contraindicada.

Tifoidea parenteral Sí, administrar si está indicado

Hepatitis A No hay datos disponibles adecuados para su uso en embarazo o lactancia. Sin embargo, los riesgos para el feto se consideran mínimos. Se podrán usar sólo cuando se considera claramente necesario.

Rabia: Si la profilaxis post-exposición. Valorar individualmente la pre-exposición

La vacunación contra la fiebre amarilla podría ser considerada en el período temprano del embarazo, cuando el riesgo de exposición se considera mayor que el riesgo para el feto.

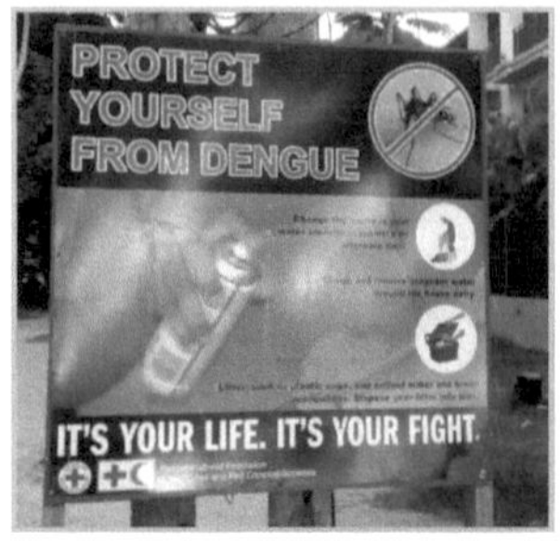

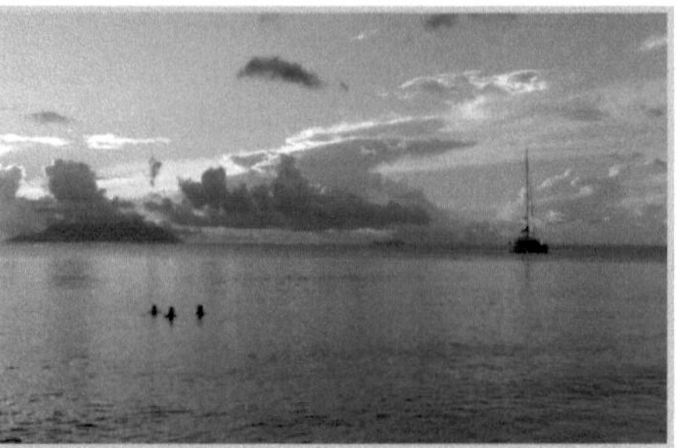

4.5. Viajeros frecuentes

Las personas que viajan mucho, generalmente en avión, a menudo descuidan las precauciones con respecto a su salud. Al haber viajado muchas veces sin sufrir problemas de salud importantes, pueden descuidar la actualización de sus vacunaciones.

Este grupo supone un problema especial para el personal sanitario que, no obstante, debe promover el cumplimiento de las medidas recomendadas e incidir en ellos y concienciar de la importancia de la vacunación.

4.6. Inmunodeprimidos

La efectividad de la inmunización se ve reducida en algunas personas VIH+, pero el riesgo de acontecimientos adversos graves sigue siendo bajo. Los niños VIH+ asintomáticos deben ser inmunizados según los programas rutinarios.

En personas VIH+ sintomáticas se puede administrar la vacuna de polio oral, pero debe prestarse atención con la vacuna del sarampión. Esta contraindicadas la vacuna de la fiebre amarilla en estos individuos.

4.7. Viajeros con Patología Crónica

En viajeros con patología crónica que implique deterioro en la inmunidad, se pueden producir complicaciones graves tras la vacunación con vacunas de microorganismos vivos, por lo que deben evitarse. Para los viajes a un país donde es obligatoria la vacunación de la fiebre amarilla, será necesario llevar una certificación médica de exención debidamente expedido.

En viajeros con enfermedades cardiovasculares y/o respiratorias crónicas o diabetes mellitus, se recomienda la vacunación anual frente a la gripe y en muchos de estos casos también la vacuna antineumococica.

Para los viajes de un hemisferio a otro, poco tiempo antes, o durante la temporada de la gripe, se debe proceder a la vacunación tan pronto como sea posible inmediatamente antes de la salida durante las dos semanas previas o después de manera inmediata a la llegada a destino. La vacuna contra la influenza utilizada en un hemisferio generalmente protege contra los principales virus que han estado circulando en otras partes del mundo, incluso en el hemisferio opuesto ya que las recomendaciones anuales sobre esta vacuna contemplan este parámetro.

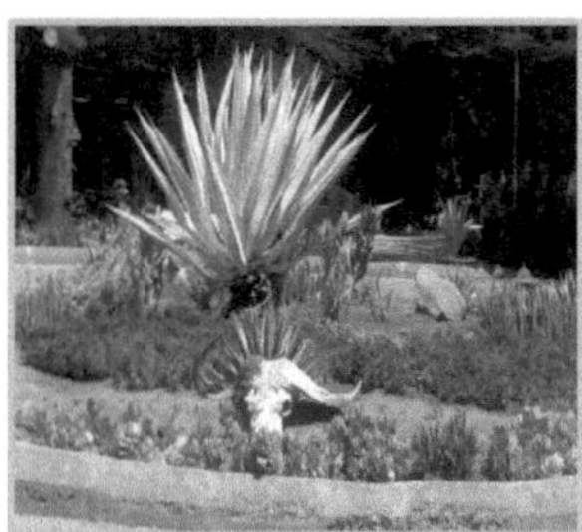 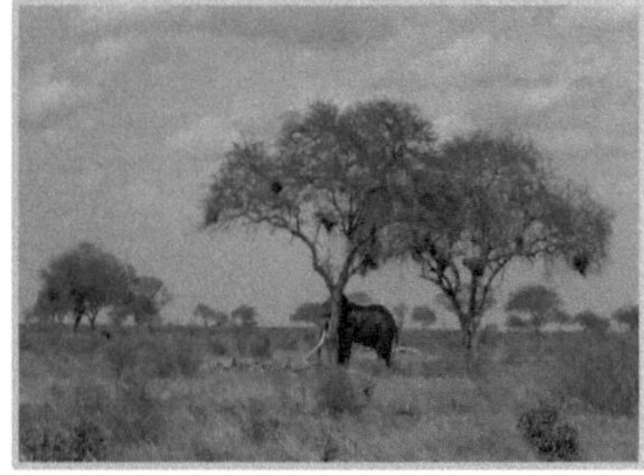

5. VIAJEROS DE ÚLTIMA HORA Y VACUNACIONES

Aunque se recomienda a los viajeros acceder a la consulta del viajero al menos 1 mes antes de la salida, los facultativos pueden brindar atención a quienes viajan con poca antelación. La categoría de "viajeros de última hora" puede incluir a viajero como trabajadores de ayuda humanitaria o personas retrasado su consulta previa al viaje por diferentes razones.

A la hora de determinas sus vacunas debemos tener en cuenta itinerario, actividades y riesgo de infección en el destino. No olvidar que la inmunidad varía según la vacuna, por lo que debe enfatizar las medidas preventivas para aquellos viajeros que podrían no estar adecuadamente protegidos si se vacunan inmediatamente antes del viaje.

1. VACUNAS DE RUTINA

En nuestro país la mayoría de los viajeros han recibido vacunas de rutina de forma estándar en los calendarios de vacunación infantil. Si el viajero presenta una cartilla vacunal sin actualizar, incluso cuando la salida sea inminente, proporcionaremos la primera o las dosis adicionales de las vacunas de rutina, incluida la vacuna contra la gripe estacional, si lo consideramos adecuado.

2. VACUNAS RECOMENDADAS:

2.A Vacunas recomendadas: Dosis Única

Incluso cuando un viajero tiene poco tiempo antes de salir, la investigación respalda el uso de ciertas vacunas de dosis única, cuando estén indicadas, para iniciar la protección. Estas incluyen las vacunas contra fiebre tifoidea (inyectable), poliomielitis (inactivada) o meningitis meningocócica tetravalente (ACWY).

2.B. Vacunas recomendadas: múltiples dosis

Los viajeros de última hora a menudo no pueden completar el ciclo completo de vacunas que requieren múltiples dosis para inducir una protección completa. Por ello en el caso de que un viajero necesita protección contra hepatitis B, encefalitis japonesa o rabia, el facultativo puede considerar programas acelerados de vacunación. Debemos comentar que no está claro el nivel de protección que tendrán estos viajeros:

2.B.1. HEPATITIS A-B

Se puede utilizar un programa de vacunación acelerado para personas ≥18 años.

El calendario de vacunación acelerado para la vacuna combinada contra la hepatitis A y la hepatitis B, Twinrix, requiere administrar la vacuna los días 0, 7 y 21-30. Se debe administrar una dosis de refuerzo a los 12 meses para promover la inmunidad a largo plazo.

En el caso de solo indicar la Hepatitis B podemos usar Heplisav-B con 2 dosis a las 0 y 4 semanas. Para cualquier edad, podemos usar la vacuna contra la hepatitis B en la pauta de 0, 1, 2 y 12 meses.

Si por cualquier motivo no podemos completar el calendario vacunal antes del viaje, deberemos comenzar la pauta de vacunación y programar visitas de seguimiento para completar la pauta, este hecho es especialmente importante a tener en cuenta en viajeros de larga estancias, los cuales deberán apoyarse en los recursos sanitarios locales para completar la pauta vacunal.

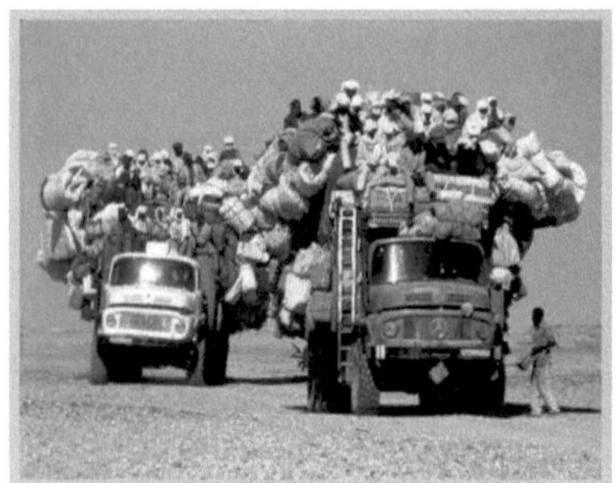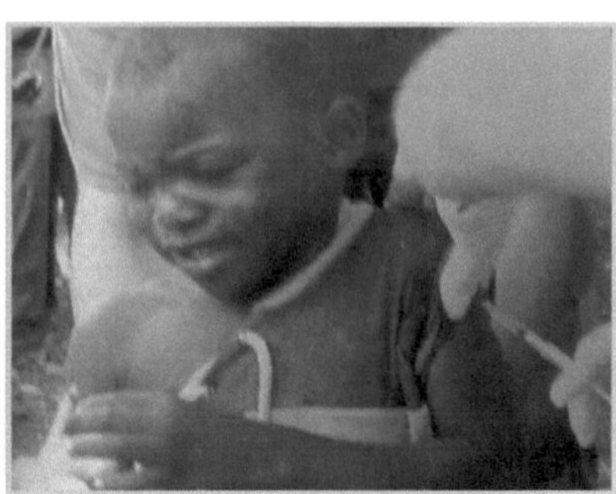

2.B.2. ENCEFALITIS JAPONESA

La vacuna contra la encefalitis japonesa se administra en 2 dosis. Un estudio de adultos que recibieron 2 dosis de Ixiaro con 7 días de diferencia encontró que el 99% estaban protegidos. Sin embargo, las personas que reciben una sola dosis pueden tener una respuesta subóptima y es posible que no estén protegidas.

Se debe aconsejar a los viajeros a viajeros a zonas de riesgo que no puedan completar la serie vacunal ≥ 1 semana antes del viaje que cumplan estrictamente las medidas contra las picaduras de mosquitos.

2.B.3. RABIA

Debido a las múltiples inmunizaciones necesarias para completar la vacunación antirrábica, es posible que los viajeros de última hora no puedan completar la serie antes de la salida.

Un viajero que comienza, pero no completa una serie primaria y está expuesto debe recibir la misma profilaxis postexposición que una persona no inmunizada. Debemos aconsejar a los viajeros evitar contacto con animales y la necesidad de buscar atención urgente después de una exposición.

3. VACUNAS OBLIGATORIAS

Los certificados de vacunación contra la **fiebre amarilla** son válidos desde 10 días después de la vacunación (el tiempo que se considera necesario para desarrollar inmunidad). Si un viajero planea visitar un país con un requisito de vacunación contra la fiebre amarilla dentro de este período de 10 días, puede ser necesario reorganizar el orden del viaje o reprogramar el viaje. De lo contrario, el viajero corre el riesgo de que se le niegue la entrada en el país además del riesgo de poder contraer la enfermedad. Los viajeros con contraindicación para la vacunación deben aportar certificado en aquellos países en el que dicho certificado es requisito de entrada.

La vacuna **antimeningocócica tetravalente (ACWY)** es necesaria para viajeros en peregrinación a Arabia, incluido el Hajj. Las visas Hajj no se pueden emitir sin una prueba de que los solicitantes recibieron la vacuna meningocócica ≥10 días y ≤3 años (≤5 años para la vacuna conjugada) antes de llegar a Arabia Saudita.

Ciertos países exigen a los viajeros un certificado de vacunación contra la **poliomielitis** si han estado en el país> 4 semanas. Este requisito no debería representar un problema para los viajeros que reciben la vacuna en el último momento.

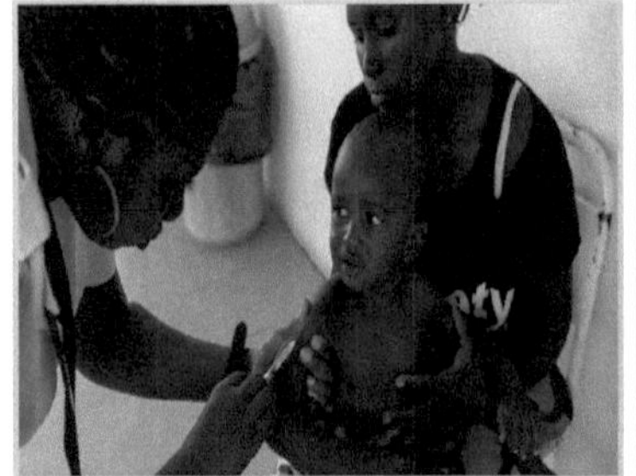
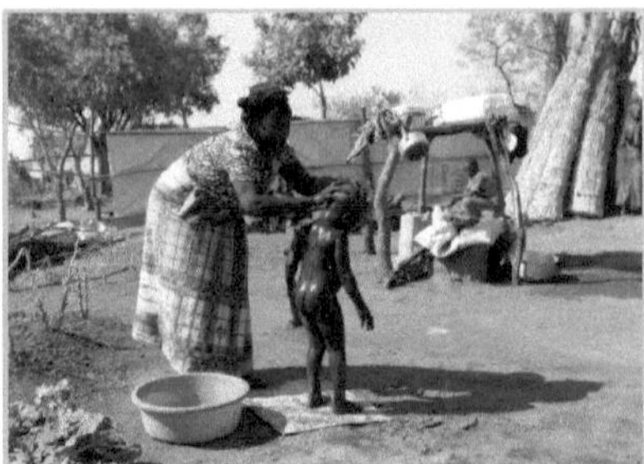

Tabla 3. **Vacunas de uso selectivo y obligatorias para viajes internacionales (no se incluyen las vacunas del calendario vacunal)**[1-6]

VACUNA Y FORMA DE ADMINISTRACIÓN	PAUTA	CUÁNDO VACUNAR	DURACIÓN DE LA PROTECCIÓN	CONSIDERACIONES
Cólera Dukoral® (Oral) No financiada OF	Entre 2-5 años: 3 dosis (0-1-2 semanas). ≥ 6 años: 2 dosis (0-1 semana).	Completar al menos 1 semana antes del viaje.	Entre 2-5 años: 6 meses. ≥6 años: 2 años. Pasado este periodo hay que reiniciar la vacunación.	El riesgo en turistas es muy bajo. Considerar en viajeros que acuden a campos de refugiados, lugares con brotes o proveedores de salud en áreas endémicas. Las medidas preventivas higiénico-dietéticas son básicas.
Encefalitis centroeuropea o por garrapatas FSME-Immun® (Intramuscular) No financiada CVI	3 dosis (intervalo de 1-3 meses entre las dos primeras dosis, y de 5-12 meses entre la segunda y la tercera).	La segunda dosis al menos 2 semanas antes del viaje.		Evitar la picadura de garrapatas usando pantalones largos, calzado cerrado y repelentes y/o insecticidas.
Encefalitis japonesa Ixiaro® (Intramuscular) No financiada OF	>2 meses de edad: 2 dosis (0-28 días). Se recomienda una 3ª dosis a los 12-24 meses, si persiste riesgo.	La última dosis por lo menos 1 semana antes de entrar en la zona endémica.		Enfermedad muy rara en viajeros. La vacunación se limita a viajeros que visiten zonas endémicas o que pasen largos tiempos en zonas rurales. Evitar exposición al mosquito vector.
Enfermedad meningocócica ACWY Menveo®, Nimenrix® (Intramuscular) No financiadas CVI	Menveo® ≥2 años: 1 dosis. Nimenrix® En niños de 6-12 semanas: 3 dosis (0-2-12 meses). En niños de >12 meses y adultos: 1 dosis	Menveo®: completar un mes antes del viaje. Nimenrix®: al menos 10 días antes del viaje.		Arabia Saudí exige la vacunación a los peregrinos que acuden a La Meca y Medina.
Fiebre amarilla Stamaril® (Subcutánea) No financiada CVI	≥9 meses de edad: 1 dosis.	Al menos 10 días antes del viaje.		Obligatoria en algunos países. Evitar picaduras de mosquitos. Contraindicada en pacientes inmunodeprimidos y en caso de alergia al huevo con antecedentes de anafilaxia. Valorar beneficio/riesgo en embarazo y lactancia.

VACUNA Y FORMA DE ADMINISTRACIÓN	PAUTA	CUÁNDO VACUNAR	DURACIÓN DE LA PROTECCIÓN	CONSIDERACIONES
Fiebre tifoidea Typherix®, Typhim VI® (Intramuscular) Vivotif® (Oral) No financiadas OF	Typherix®, Typhim VI® ≥2 años: 1 dosis. Vivotif® ≥3 años: 3 dosis en días alternos.	Al menos 2 semanas antes del viaje.	Typherix®, Typhim VI® 2-3 años. Vivotif® 3 años.	Se transmite por consumo de alimentos o agua contaminados. La vacuna no protege al 100%, por lo que se recomienda precaución. La vacuna oral está contraindicada en embarazo y en pacientes inmunodeprimidos. Interrumpir el proguanil, la mefloquina y los antibióticos desde 3 días antes hasta 3 días después de la administración de la vacuna oral.
Hepatitis A Havrix®, Vaqta® (Intramuscular) Financiada CS	6-11 meses de edad: 1 dosis si se viaja a países de riesgo, aunque posteriormente debe recibir la serie completa de 2 dosis, a partir de los 12 meses, según lo recomendado. >12 meses de edad: 2 dosis, la segunda dosis en cualquier momento entre los 6 meses y 5 años de la primera (preferiblemente 6-12 meses).	Iniciar la vacunación al menos 2 semanas antes del viaje.	Puede no ser necesaria una dosis de recuerdo.	Se transmite por vía orofecal, contacto sexual o por el consumo de agua o alimentos contaminados por heces. Se recomienda la vacunación a viajeros no inmunes que viajan a zonas con riesgo moderado o alto de infección. En caso necesario, se puede utilizar una vacuna combinada de hepatitis A y B.
Polio Imovax polio® (Intramuscular) Financiada CS	1 dosis de recuerdo, si hace más de 12 meses desde la última dosis.			Antes de viajar a áreas donde se continúan presentando casos de poliomielitis, los viajeros de países libres de polio deben asegurarse de que han completado correctamente la vacunación. Algunos países libres de enfermedad pueden requerir una prueba de vacunación para expedir el visado o como condición de entrada en su territorio.
Rabia Rabipur® Vacuna antirrábica Merieux® (Intramuscular) Financiada CS	3 dosis (día 0-7-21 o 28).	Completar la vacunación al menos 1 mes antes del viaje.	2-5 años.	Evitar el contacto con animales vagabundos, especialmente perros y gatos, y con animales salvajes. El riesgo de contagio en las áreas consideradas de riesgo es proporcional a la probabilidad de contacto con mamíferos potencialmente infectados (incluidos murciélagos).

No financiada OF: vacunas no financiadas, adquirir en la oficina de farmacia; No financiada CVI: vacunas no financiadas, adquiridas y administradas en el Centro de Vacunación Internacional; Financiada CS: vacunas financiadas, suministradas y administradas en el Centro de Salud.

En caso de necesidad de pautas aceleradas consultar de manera individualizada.

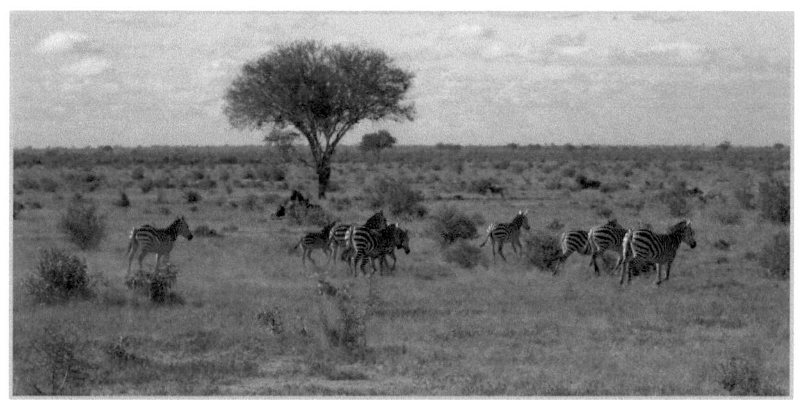

GLOSARIO DE TERMINOS

Evento adverso. Condición médica no deseada que ocurre después de la vacunación y que podría ser causada por una vacuna o ser pura coincidencia.

Reacción adversa. Condición médica no deseada que es causada por una vacuna. La evidencia de la relación causal generalmente se obtiene a través de ensayos clínicos aleatorizados, estudios epidemiológicos controlados, aislamiento de la cepa de la vacuna del sitio patógeno o recurrencia de la afección con vacunación repetida (es decir, reexposición). Los sinónimos incluyen efecto secundario y efecto adverso.

Adyuvante. Componente de la vacuna distinto del antígeno que mejora la respuesta inmunitaria al antígeno.

Antitoxina. Solución de anticuerpos contra una toxina. La antitoxina puede derivarse de fuentes humanas (por ejemplo, inmunoglobulina contra el tétanos) o animales (generalmente equinas) (por ejemplo, antitoxina contra la difteria y el botulismo). Las antitoxinas se utilizan para conferir inmunidad pasiva y para tratamiento.

Globulina hiperinmune (específica). Preparaciones especiales obtenidas a partir de plasma sanguíneo de grupos de donantes preseleccionados por su alto contenido de anticuerpos contra un antígeno específico (por ejemplo, inmunoglobulina contra hepatitis B, inmunoglobulina contra varicela-zóster, inmunoglobulina contra rabia, inmunoglobulina contra tétanos, inmunoglobulina contra citomegalovirus o inmunoglobulina contra botulismo).

Inmunoglobulina. Solución estéril que contiene anticuerpos, que generalmente se obtienen de la sangre humana. Se obtiene por fraccionamiento en etanol en frío de plasma sanguíneo y contiene entre un 15% y un 18% de proteínas. Destinada a la administración intramuscular, la inmunoglobulina está indicada principalmente para el mantenimiento rutinario de la inmunidad en algunas personas inmunodeficientes y para protección pasiva contra enfermedades como sarampión y hepatitis A.

Inmunización. Proceso de inducir o proporcionar inmunidad mediante la administración de un producto inmunobiológico. La inmunización puede ser activa o pasiva.

La inmunización activa es la producción de anticuerpos u otras respuestas inmunitarias mediante la administración de una vacuna o toxoide. La inmunización pasiva significa la provisión de inmunidad temporal mediante la administración de anticuerpos preformados.

Inmunobiológico. Sustancias antigénicas (por ejemplo, vacunas y toxoides) o preparaciones que contienen anticuerpos (por ejemplo, globulinas y antitoxinas) de donantes humanos o animales. Estos productos se utilizan para la inmunización o terapia activa o pasiva. Algunos ejemplos de productos inmunobiológicos son las antitoxinas, la inmunoglobulina y la globulina hiperinmunitaria, los anticuerpos monoclonales, los toxoides y las vacunas.

Inmunoglobulina intravenosa. Producto derivado del plasma sanguíneo de un grupo de donantes similar al grupo de inmunoglobulinas, pero preparado para que sea adecuado para uso intravenoso.

La inmunoglobulina intravenosa se utiliza principalmente como terapia en trastornos primarios por deficiencia de anticuerpos, como tratamiento de enfermedad de Kawasaki, púrpura trombocitopénica inmunitaria, hipogammaglobulinemia en la leucemia linfocítica crónica y ciertos casos de infección por virus de la inmunodeficiencia humana.

Anticuerpo monoclonal. Producto de anticuerpos preparado a partir de un solo clon de linfocitos, que contiene anticuerpos contra un solo antígeno.

Simultáneo. En el contexto del momento y el espaciamiento de vacunas, que se producen el mismo día clínico, en diferentes sitios anatómicos y no se combinan en la misma jeringa.

Toxoide. Una toxina bacteriana modificada que se ha hecho no tóxica, pero conserva la capacidad de estimular la formación de anticuerpos contra la toxina.

Vacunación. El acto físico de administrar cualquier vacuna o toxoide.

Vacuna. Suspensión de microorganismos vivos (generalmente atenuados) o inactivados (por ejemplo, bacterias o virus) o fracciones de los mismos administrados para inducir inmunidad y prevenir enfermedades infecciosas o sus secuelas. Algunas vacunas contienen antígenos muy definidos (por ejemplo, polisacárido de *Haemophilus influenzae* tipo b o antígeno de superficie de la hepatitis B); otros tienen antígenos complejos o incompletamente definidos (por ejemplo, antígenos de *Bordetella pertussis* o virus vivos atenuados).

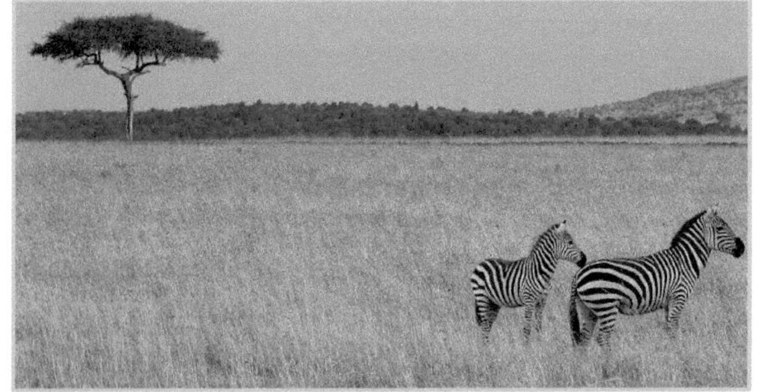

ANEXOS

REGLAMENTO SANITARIO INTERNACIONAL

La globalización de las enfermedades infecciosas no es un fenómeno nuevo. Sin embargo, factores como el aumento de los movimientos de población ya sea por turismo, migración o como resultado de desastres, el crecimiento del comercio internacional de alimentos o productos biológicos, los cambios sociales y medioambientales relacionados con la urbanización, deforestación y las alteraciones climáticas, así como los cambios en los métodos de procesamiento, distribución y hábitos de consumo de los alimentos, han reafirmado que los acontecimientos relacionados con las enfermedades infecciosas en un país constituyen potencialmente una preocupación para todo el mundo. En consecuencia, la necesidad de cooperación internacional con el fin de salvaguardar la seguridad sanitaria mundial ha cobrado cada vez más importancia.

El **Reglamento Sanitario Internacional (RSI),** adoptado en 1969, modificado en 1973 y 19811 y revisado completamente en 2005, ofrece el marco jurídico para dicha cooperación internacional. Su propósito declarado es «**prevenir, proteger, controlar y facilitar una respuesta de la sanidad pública a la propagación internacional de enfermedades mediante medidas proporcionadas y limitadas a los riesgos para la sanidad pública y que eviten interferencias innecesarias con el comercio y el tráfico internacionales**».

Sus principales objetivos son asegurar:

- Aplicación adecuada de las medidas preventivas de rutina (Ej. en puertos y aeropuertos) y el uso por parte de todos los países, de los documentos internacionalmente aprobados (por ejemplo, certificados de vacunación).

- Notificación formal a la OMS de todos los acontecimientos que puedan constituir una urgencia sanitaria de interés internacional.

- Aplicación de las recomendaciones de carácter provisional si el Director General de la OMS determinase que se está produciendo dicha urgencia sanitaria. Además de sus nuevos requisitos de notificación, el RSI (2005) se centra en la cuestión de prestar apoyo a los estados afectados y evitar la estigmatización y el impacto negativo innecesario en los viajes y comercio internacionales.

El RSI-2005 entró en vigor el 15 de junio de 2007 y tiene en cuenta el volumen actual de tráfico y comercio internacionales y las tendencias actuales en la epidemiología de las enfermedades infecciosas, así como otros riesgos sanitarios emergentes y reemergentes.

Los dos principales aspectos del RSI-2005 que afectan a los viajeros serían los requisitos de vacunación contra la fiebre amarilla impuestos por determinados países y las medidas de desinsectación del avión para prevenir la importación de vectores de enfermedades.

Estos requisitos y medidas están destinados a ayudar a prevenir la propagación internacional de enfermedades y, en el contexto de los viajes internacionales, hacerlo con las mínimas molestias para el pasajero. Esto requiere la colaboración internacional en la detección y reducción o eliminación de las fuentes de infección.

En última instancia, el riesgo de que un agente infeccioso se establezca en un país está determinado por la calidad de los servicios epidemiológicos y sanitarios nacionales y, en particular, por las actividades de vigilancia sanitaria y epidemiológica realizada día a día a escala nacional y la capacidad para detectar y aplicar medidas de control de forma inmediata y eficaz. El requisito de que los estados establezcan determinadas capacidades mínimas a este respecto proporcionará, una mayor seguridad a los visitantes, así como a la población residente del país.

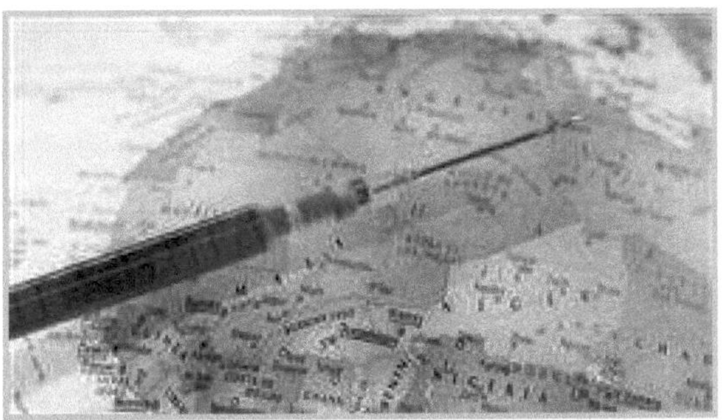

Reglamento Sanitario Internacional 2005:
http://www.who.int/csr/ihr/en/

POLIOMIELITIS: ACTUALIZACIÓN

El 5 de mayo de 2014, la OMS declaró que la propagación internacional de poliovirus salvajes constituía una emergencia de salud pública de importancia internacional (ESPII) con arreglo al RSI y formuló las siguientes recomendaciones temporales para reducir dicha propagación.

Las recomendaciones para viajeros internacionales procedentes de países afectados que se indicaron en ese momento fueron:

1. **Con respecto a los Estados en los que existía transmisión de poliovirus salvajes (WPV1) o poliovirus circulantes de origen vacunal (cVDPV1 o cVDPV3) con posible riesgo de propagación internacional, se recomendaron las siguientes medidas:**

- Todos los residentes y visitantes a largo plazo (estancia de 4 semanas o más) de todas las edades deberían recibir una dosis de vacuna antipoliomielítica oral bivalente (bOPV) o vacuna antipoliomielítica inactivada (IPV) entre las 4 semanas y los 12 meses anteriores a un viaje internacional.

- Los viajeros internacionales que vayan a realizar un viaje urgente (en las siguientes 4 semanas) y que no hayan recibido una dosis de bOPV o IPV entre las 4 semanas y los 12 meses anteriores al viaje deberían recibir una dosis de vacuna antipoliomielítica al menos en el momento de la partida, puesto que esta medida será aun así beneficiosa, especialmente para quienes viajan frecuentemente.

- Se debe proporcionar a los viajeros un certificado internacional de vacunación o profilaxis en la forma especificada en el anexo 6 del

RSI que sirva de registro de las vacunas antipoliomielíticas recibidas y de prueba de vacunación.

- Debería restringirse los viajes internacionales en el lugar de partida de los residentes que carezcan de un certificado apropiado de vacunación contra la poliomielitis.

2. **Con respecto a los Estados en los que existía transmisión de poliovirus circulantes de origen vacunal (cVDPV2) con posible riesgo de propagación internacional, se recomendaron las siguientes medidas:**

- Los residentes y visitantes a largo plazo deben recibir una dosis de IPV entre las 4 semanas y los 12 meses anteriores a un viaje internacional, y aquellos que vayan a realizar un viaje urgente (en las siguientes 4 semanas) deberían recibir una dosis al menos en el momento de la partida.

- Debe proporcionarse a los viajeros que reciban dichas vacunas un documento apropiado que sirva de registro de su historial de vacunación contra la poliomielitis.

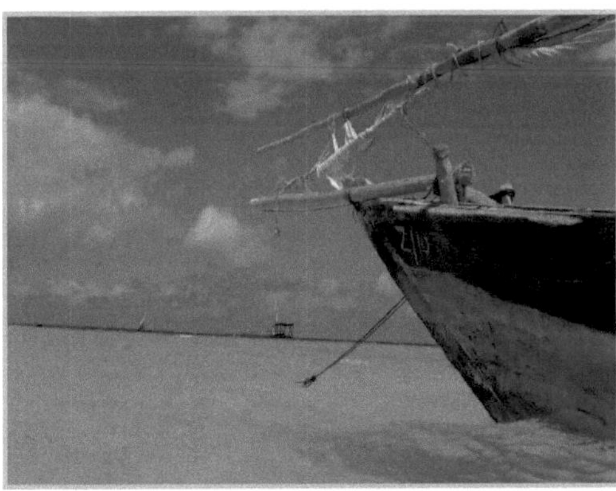

ESTADO DE LA POLIO EN EL MUNDO

Se puede consultar información actualizada sobre países donde la enfermedad es actualmente endémica, sobre países afectados (exporten o no la enfermedad) y sobre países vulnerables en el sitio web de la Iniciativa de Erradicación Mundial de la Poliomielitis. http://polioeradication.org/wherewe-work/ y la página web de la OMS sobre poliomielitis en: https://www.who.int/topics/poliomyelitis/es/.

Algunos países libres de poliomielitis **también exigen un certificado de vacunación antipoliomielítica** para expedir un visado o como condición de entrada en su territorio. Los viajeros deberían confirmar los requisitos impuestos por cada país consultando al consulado o embajada pertinente del país que vayan a visitar.

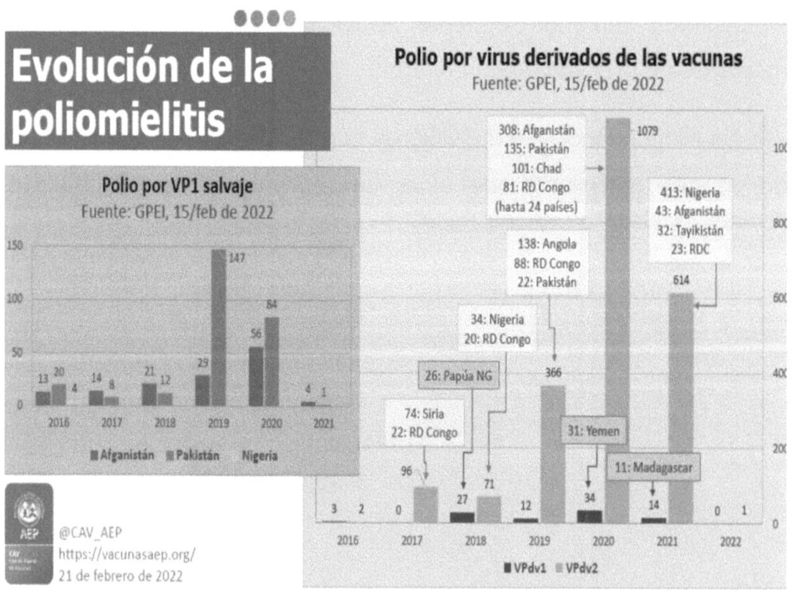

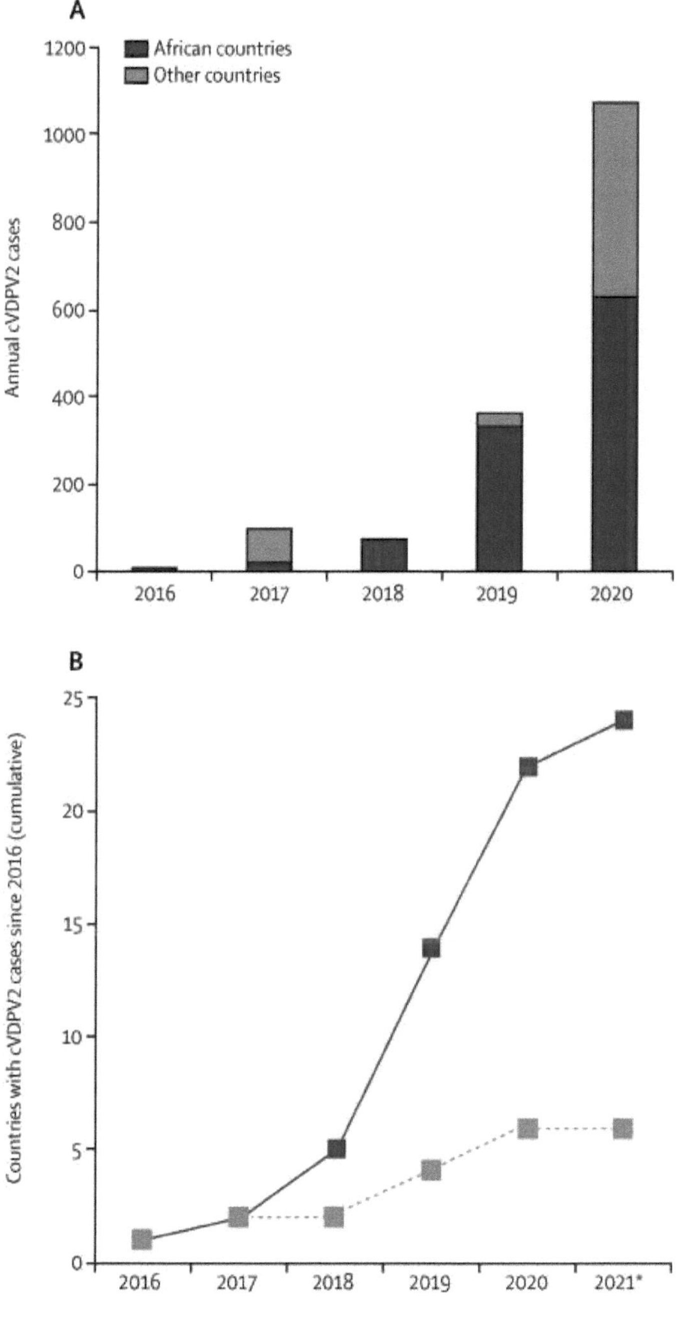

A
1200
1000
800
600
400
200
0
African countries
Other countries
Annual cVDPV2 cases
2016 2017 2018 2019 2020
B
25
20
15
10
5
0
Countries with cVDPV2 cases since 2016 (cumulative)
2016 2017 2018 2019 2020 2021*

En 2021 solo se notificaron 5 casos de polio salvaje, cuatro de ellos en Afganistán y el caso restante en Pakistán. Estos dos países son, hasta ahora y desde hace ya unos años, el único reducto del único virus salvaje de la polio activo (VP1), después de la erradicación del VP2 en septiembre de 2015 y del VP3 en octubre de 2019. En los últimos dos años, dos factores, uno ya conocido y otro nuevo, han dificultado la lucha contra la polio en estos lugares: la inestabilidad política de la región (especialmente en Afganistán) y la irrupción de la pandemia de covid que ha acaparado recursos y debilitado a los sistemas sanitarios y de vigilancia epidemiológica.

La evolución de los casos de polio por virus salvaje y por virus derivados de las vacunas se muestra en la imagen anterior. En cuanto a la polio por virus salvajes tipo 1 (VP1) y después del bache de 2019 y 2020, en el año 2021 se han notificado solo 5 casos, aunque no se descarta que el debilitamiento de los sistemas de vigilancia epidemiológica por la pandemia de covid haya facilitado el subregistro de casos.

El repunte extraordinario de casos por virus derivados de las vacunas (sobre todo del VPdv2) comprobado entre 2019 y 2021 (sobre todo en 2020, imagen anterior) es causa de preocupación por su potencial capacidad de extensión a países vecinos (en 2020, afectó a 24 países, la mayoría de ellos africanos).

Las causas de este repunte de casos pueden ser (GPEI, UNICEF, jun/2021):

- Coberturas de vacunación insuficientes debido a la limitación de recursos de los países afectados y a los problemas de suministro de las vacunas orales e inactivadas (dosis fraccionadas de estas últimas).

- Disminución de los niveles de inmunidad de las mucosas al VP2 entre los niños pequeños, nacidos después del cambio de la vacuna oral trivalente a la vacuna oral bivalente (VP1 y VP3) en 2016.

- Patrones de migración regional que dan lugar a que muchos niños no puedan ser captados en las campañas de vacunación.

- Campañas de vacunación extraordinarias de limitadas intensidad y alcance (problema intensificado por la pandemia).

- Riesgo de nuevos brotes por el uso de la vacuna oral monovalente para el VP2 para el control de brotes y para la mejora de la inmunidad de poblaciones infrainmunizadas en áreas con baja cobertura de inmunización después del cambio mencionado antes. Esta circunstancia puede perder peso, manteniendo los beneficios de su uso, si realmente funciona como se espera la nueva vacuna atenuada que se está desplegando desde 2021.

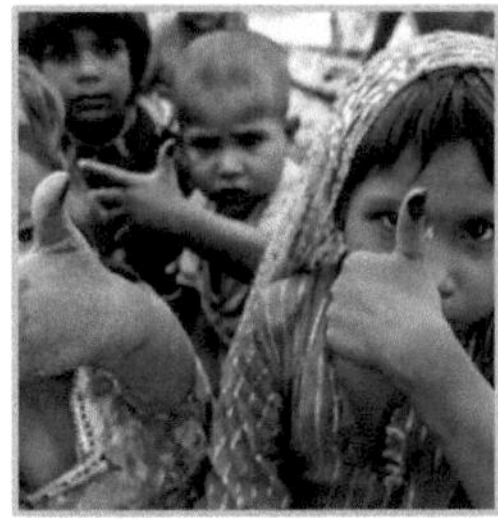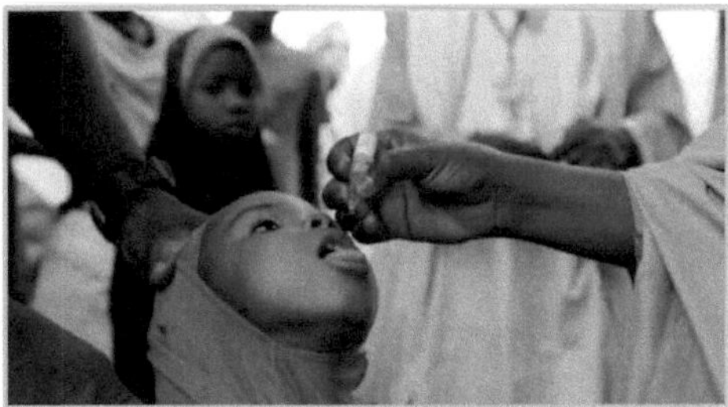

EL LARGO Y SINUOSO CAMINO HASTA LA ERRADICACIÓN DE LA POLIO

Mientras exista polio en un solo rincón del mundo, todos los países están en peligro. El objetivo de erradicar todo vestigio de este virus es alcanzable, pero recorrer los últimos tramos de esta larga carrera necesitará de grandes y continuados esfuerzos de la comunidad internacional y los países afectados (esfuerzos financieros, políticos y científicos). Pakistán y Afganistán son, hasta ahora, los últimos reductos del virus salvaje de la polio, pero su abordaje enfrenta difíciles barreras.

El control de brotes de polio por virus derivados de vacunas necesita del uso de las propias vacunas atenuadas, mediante intervenciones de elevada intensidad y alcance y corta duración; y la propia vacuna atenuada sigue siendo la herramienta más eficaz para afrontar este riesgo.

Esperamos que las acciones puestas en marcha en Malawi aborten cualquier posibilidad de extensión en la región, y que en un corto espacio de tiempo pueda contemplarse el final de este episodio como se ha abierto, con un caso importado nada más, que no es poco.

ESTADO ACTUAL DE LA VACUNACIÓN CONTRA LA POLIOMIELITIS (actualizado a 19 de mayo de 2023)

El 17 de mayo de 2023 la Subdirección General de Sanidad Exterior emitió la "INSTRUCCIÓN INFORMATIVA Nº3/MED/2023. Emergencia de salud pública de importancia internacional por propagación internacional de poliovirus salvaje".

Instrucción basada en las recomendaciones del Comité de Emergencia de la OMS (trigésimo cuarta declaración) sobre la situación global de poliomielitis, dirigidas a:

- **Estados infectados con poliovirus salvaje (WPV1) o poliovirus derivado de la vacuna (cVDVP1 o cVDVP3)** con riesgo potencial de propagación internacional.

- **Estados infectados con poliovirus derivado de la vacuna (cVDPV2)** con riesgo potencial o demostrado de propagación internacional.

- Los estados n**o infectados por poliovirus salvaje o poliovirus derivado de la vacuna**, pero vulnerables a la reinfección.

CATEGORÍAS DE RIESGO:

1. Países infectados con poliovirus salvaje (WPV1) o derivado de la vacuna (cVDVP1 o cVDVP3) con riesgo potencial de propagación internacional: AFGANISTÁN, MALAUI, MADAGASCAR, MOZAMBIQUE, PAKISTÁN, REPÚBLICA DEMOCRÁTICA DEL CONGO Y REPÚBLICA DEL CONGO.

1. A. Los visitantes de larga duración (más de 4 semanas) que tengan previsto viajar a estos países:

- Según las recomendaciones de la OMS, deberán recibir una dosis de vacuna de la polio, bien la vacuna oral de virus vivos atenuados (VPO) o bien la vacuna inyectable de virus inactivados (VPI) entre las 4 semanas y los 12 meses previos al viaje. En las FAS se administrará la vacuna inyectable de virus inactivados (VPI).

- Los viajeros que vayan a viajar de forma urgente (en menos de 4 semanas) que no hayan recibido una dosis de vacuna entre las 4 semanas y los 12 meses previos, deberán recibir una dosis al menos en el momento de viajar.

- Dicha vacuna debe ser administrada en un Centro de Vacunación Internacional y anotada, sellada y firmada en la cartilla internacional de vacunación en la página de Certificado Internacional de Vacunación.

Nota: La vacuna de la polio inyectable proporciona inmunidad durante 10 años. Hay personal cooperante que despliega en estos países en más de una ocasión en un periodo menor de 10 años; para evitar una sobre-vacunación a este personal, se ha consultado a la Subdirección General de Sanidad Exterior, y en estos casos: Se validará la vacunación mediante un sello específico en la página destinada a tal efecto.

1.B.- El personal que vaya a desplegar por un periodo inferior a 4 semanas se recomienda comprobar que tengan administrada una dosis de polio inyectable en la vida adulta.

2. Países infectados con poliovirus derivado de la vacuna (cVDVP2) con riesgo potencial o demostrado de propagación internacional: ARGELIA, BENIN, BOTSUANA, BURUNDI, CAMERÚN, CANADÁ, REPÚBLICA CENTROAFRICANA (RCA), CHAD, COSTA DE MARFIL, EGIPTO, GHANA. INDONESIA, ISRAEL, MALI, NÍGER, NIGERIA, SOMALIA, SUDÁN, TOGO, REINO UNIDO, EEUU, YEMEN, YIBUTI Y ZAMBIA.

2.B.- A los visitantes de larga duración (más de 4 semanas) que vayan a viajar a estos países:

- Se recomienda la administración de una dosis de vacuna contra la polio entre las 4 semanas y los 12 meses previos al viaje, o al menos en el momento de viajar. En las FAS se administrará la vacuna inyectable de virus inactivados (VPI).

- La vacuna de la polio inyectable proporciona inmunidad durante 10 años. Al personal que tenga una dosis administrada en los últimos 10 años antes del despliegue, (debiendo estar incluido el periodo de despliegue en estos 10 años), le será dada por válida la vacuna que se administró, con el fin de evitar sobre-vacunaciones.

- Se anotará en cualquier página en cuya parte superior figura "otras vacunaciones" del Certificado Internacional de Vacunación (cartilla amarilla).

2.B.- El personal que vaya a desplegar por un periodo inferior a 4 semanas se recomienda comprobar que tengan administrada una dosis de polio inyectable en la vida adulta.

3. **Países no infectados por poliovirus pero vulnerables a la infección:** BURKINA FASO, ERITREA, ETIOPÍA, GAMBIA, GUINEA, GUINEA-BISAU, LIBERIA, MAURITANIA, SENEGAL, SIERRA LEONA, TAYIKISTAN, UCRANIA Y UGANDA.

En estos países se extremarán las medidas higiénico-sanitarias, no siendo necesaria la vacunación en estos momentos.

Las recomendaciones de este documento son temporales, y la OMS hará una reevaluación de la situación pasados tres meses desde que emitió la última Instrucción (34ª Declaración de la OMS de enero de 2023).

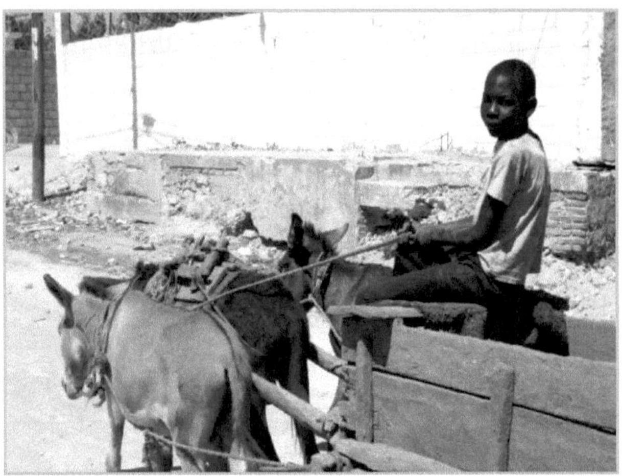

RECOMENDACIONES Y REQUISITOS SOBRE VACUNACION DE FIEBRE AMARILLA Y SITUACION DE MALARIA

A continuación, vamos a ver por países los requisitos en relación a vacunación de Fiebre Amarilla según el RSI, también se proporciona una breve descripción de la situación relativa al riesgo de paludismo y su prevención y se indica cualquier otro requisito declarado por cada país respecto de cualquier otra enfermedad.

Los requisitos de los países y necesidades respecto al estado de malaria pueden cambiar en cualquier momento. Es importante que los viajeros se cercioren de los requisitos del país que van a visitar consultando al especialista en salud internacional y medicina del viajero.

FIEBRE AMARILLA

La vacunación contra la fiebre amarilla se lleva a cabo con dos objetivos diferentes:

1. Impedir la propagación internacional de la enfermedad

Los países se protegen del riesgo de importación o propagación del virus de la fiebre amarilla estableciendo requisitos de vacunación para la entrada de viajeros.

Los países que exigen una prueba de vacunación son aquellos donde la enfermedad puede manifestarse o no y donde están presentes el mosquito vector y posibles primates no humanos huéspedes de la fiebre amarilla. La importación del virus a estos países por medio de viajeros infectados puede dar lugar a su propagación y establecimiento y originar un riesgo permanente de infección para la población humana. Se suele exigir una prueba de vacunación a los viajeros procedentes de países con riesgo de transmisión de la enfermedad y en ocasiones a los viajeros en tránsito por dichos países.

Cabe señalar que algunos países exigen una prueba de vacunación a todos los viajeros.

En la reunión de expertos en fiebre amarilla celebrada en 2010 se señaló que, cuando el tránsito en un aeropuerto de una zona con riesgo de transmisión de fiebre amarilla dura menos de 12 horas, dicho riesgo es prácticamente inexistente y, por tanto, la prueba de vacunación podría no ser necesaria.

Los países que exigen la vacunación contra la fiebre amarilla como requisito de entrada están amparados por el Reglamento Sanitario Internacional (RSI (2005)). La fiebre amarilla es actualmente la única enfermedad respecto de la cual se puede exigir una prueba de vacunación a los viajeros como condición para su entrada en un Estado Parte, de conformidad con el anexo 7 del RSI (2005). En mayo de 2014 se introdujo un cambio importante, en virtud de la cual la validez de los certificados de vacunación contra la fiebre amarilla pasa de los 10 años a ser vitalicia. Esta modificación entró en vigor el 11 de julio de 2016.

El hecho de que un país no exija la vacunación contra la fiebre amarilla no implica que no exista riesgo de transmisión de la enfermedad.

2. Proteger a los viajeros que puedan verse expuestos a la infección por el virus de la fiebre amarilla

El riesgo de transmisión de la fiebre amarilla en un país depende de la presencia del virus en personas, mosquitos u otros animales. Puesto que la fiebre amarilla suele ser mortal para las personas que no estén vacunadas, se recomienda la vacunación a todos los viajeros (con pocas excepciones que) que vayan a visitar zonas donde exista riesgo de transmisión de la enfermedad.

Las decisiones relativas a vacunación de viajeros contra la fiebre amarilla se han de adoptar teniendo en cuenta factores, como riesgo de contagio asociado al viaje, requisitos del país, y posibles efectos adversos graves tras la vacunación contra la enfermedad.

Recomendaciones de la OMS para los viajeros sobre la vacunación contra la fiebre amarilla:

1. Recomendada

Se recomienda la vacunación contra la fiebre amarilla para todos los viajeros a partir de los 9 meses de edad que viajen a zonas donde los datos disponibles indiquen transmisión persistente o periódica del virus de la fiebre amarilla.

- El requisito relativo a la vacunación de lactantes de más de 6 meses de edad impuesto por algunos países no está en consonancia con lo recomendado por la OMS. No obstante, se debe informar a los viajeros de la existencia de tales requisitos para entrar en dichos países.

2. No recomendada en general

No se recomienda en general la vacunación contra la fiebre amarilla en zonas donde exista un bajo riesgo de exposición al virus de la fiebre amarilla (esto es, donde no se hayan notificado nunca casos de fiebre amarilla en humanos o donde los datos disponibles indiquen solamente bajos niveles de transmisión del virus en el pasado). No obstante, la vacunación debería tomarse en consideración en el caso del pequeño subgrupo de personas que viajan a estas zonas y corren un riesgo más elevado de exposición a los mosquitos o no pueden evitar sus picaduras. Al considerar la posibilidad de vacunarse, los viajeros deben tener en cuenta el riesgo de infección por el virus, los requisitos de entrada en el país, y los factores de riesgo personales, como edad o estado inmunitario, que le pueden hacer propenso a sufrir efectos adversos graves relacionados con la vacuna.

PALUDISMO

En este documento se ofrece información específica sobre cada país, incluidos datos epidemiológicos de países con zonas palúdicas (distribución geográfica y estacional, altitud, especies predominantes y resistencia notificada).

También se indica el tipo de prevención recomendado. En cuanto al tipo de prevención recomendado para cada país se decide en función de los siguientes factores:

- riesgo de contraer paludismo;

- especies de parásitos del paludismo prevalentes en la zona;

- nivel y la extensión de la resistencia a los medicamentos notificada por el país;

- posible riesgo de efectos secundarios graves como consecuencia del uso de los medicamentos preventivos.

- donde conviven Plasmodium falciparum y P. vivax, es prioritaria la prevención del paludismo por P. falciparum.

- A menos que el riesgo de paludismo se defina como «exclusivamente» debido a una especie determinada (por ejemplo, P. falciparum o P. vivax), los viajeros pueden estar expuestos a infecciones por cualquiera de las especies, incluyendo las infecciones mixtas.

- **Actualmente, la resistencia del parásito P. falciparum a cloroquina y a sulfadoxina-pirimetamina es prácticamente universal y ya no se menciona específicamente en la lista de países que figura a continuación.** Estos dos medicamentos ya no se utilizan en la prevención o tratamiento del paludismo por P. falciparum en viajeros.

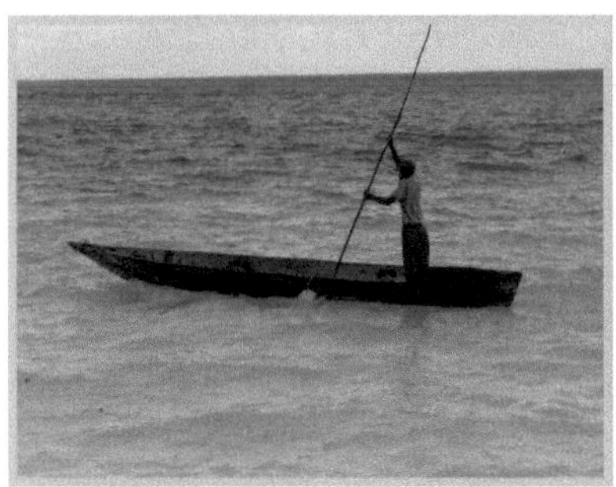
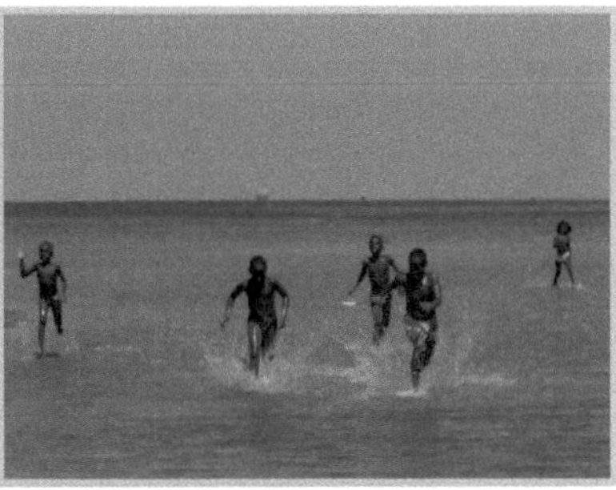

En función del tipo de riesgo de paludismo que exista en la zona concreta del país o territorio visitado, el método de prevención recomendado puede ser:

- solo prevención de las picaduras de mosquito, o prevención de las picaduras de mosquito combinada con un tratamiento de reserva para emergencias.
- En la selección del medicamento para quimioprofilaxis debe tenerse en cuenta la farmacorresistencia notificada en la localidad, según se indica en el cuadro siguiente, en que las letras **A, B y C** designan el tipo de prevención. En el cuadro se incluyen todas las posibilidades de prevención para las especies de plasmodium que provocan paludismo en humanos. Por ejemplo, la prevención contra P. knowlesi se incluye en el tipo B.

Cuadro. Riesgo de paludismo y tipo de prevención

	Riesgo de paludismo	Tipo de prevención
Tipo A	Riesgo muy limitado de transmisión del paludismo	Solo prevención de las picaduras de mosquito
Tipo B	Riesgo de paludismo por parásitos diferentes a *P. falciparum*	Prevención de las picaduras de mosquito y quimioprofilaxs con cloroquina, doxiciclina, atovacuona-proguanil o mefloquina (seleccionar en función de la pauta de farmacorresistencia, los efectos secundarios notificados y las contraindicaciones)[a]
Tipo C	Riesgo de paludismo por *P. falciparum*	Prevención de las picaduras de mosquito y quimioprofilaxis con atovacuona-proguanil, doxiciclina o mefloquina (seleccionar en función de la pauta de farmacorresistencia, los efectos secundarios notificados y las contraindicaciones)[a,b]

[a] Alternativamente, para los viajes a zonas rurales con bajo riesgo de paludismo, la prevención de las picaduras de mosquito puede combinarse con un tratamiento de reserva para emergencias.
[b] En determinadas zonas con paludismo multirresistente, ya no se recomienda la quimioprofilaxis con mefloquina. Este es el caso actualmente de Camboya, la parte sudoriental de Myanmar y Tailandia.

Nota: Hasta hace unos años los riesgos y tipo de prevención de la enfermedad eran los siguientes:

	Riesgo de paludismo	Tipo de prevención
Tipo A	Riesgo muy limitado de transmisión de paludismo	Sólo prevención de las picaduras de mosquitos
Tipo B	Riesgo de paludismo sólo por *P.vivax*	Prevención de las picaduras de mosquitos y profilaxis con *cloroquina* a
Tipo C	Riesgo de *P. falciparum* junto con resistencia notificada a la *cloroquina* y *sulfadoxina-pirimetamina*	Prevención de las picaduras de mosquitos y quimioprofilaxis con *atovacuona / proguanil, doxiciclina o mefloquina* (la selección se hará en función del patrón de resistencia y contraindicaciones) a
Tipo D	Riesgo de Malaria por *P. falciparum* junto con multiresistencia notificada	Prevención de las picaduras de mosquitos y quimioprofilaxis con *atovacuona / proguanil*, doxiciclina o *mefloquina* (la selección se hará en función del patrón de resistencia, efectos ecundarios y contraindicaciones) a b

LISTA DE PAÍSES

Requisitos de vacunación y recomendaciones para viajeros internacionales, y situación relativa al paludismo por país

AFGANISTÁN

Fiebre amarilla (2019)

Requisito de entrada en el país: no

Vacunación recomendada por la OMS: no

Paludismo (2019). Existe riesgo de paludismo por P. falciparum y P. vivax de mayo a noviembre por debajo de los 2000 m de altitud.

Prevención recomendada por la OMS en las zonas de riesgo: C

Otros requisitos establecidos por el país (2019). Se exige una prueba de vacunación antipoliomielítica a los viajeros procedentes de países donde la poliomielitis es endémica. Puede exigirse a los residentes o los viajeros que permanezcan en el Afganistán más de 4 semanas una prueba de vacunación antipoliomielítica al salir del país. Esta vacuna debe haberse recibido entre las 4 semanas y los 12 meses anteriores a la salida.

ALBANIA

Fiebre amarilla (antes de 2013). Requisito de entrada en el país: se exige certificado de vacunación contra la fiebre amarilla a los viajeros a partir de 1 año de edad procedentes de países con riesgo de transmisión de la enfermedad.

Vacunación recomendada por la OMS: no

ALEMANIA

Fiebre amarilla (2019)

Requisito de entrada en el país: no

Vacunación recomendada por la OMS: no

ANDORRA

Fiebre amarilla (2019)

Requisito de entrada en el país: no

Vacunación recomendada por la OMS: no

ANGOLA

Fiebre amarilla (2015). Requisito de entrada en el país: se exige certificado de vacunación contra la fiebre amarilla a todos los viajeros a partir de los 9 meses de edad.

Vacunación recomendada por la OMS: sí

Paludismo (2018). Existe riesgo de paludismo, principalmente por P. falciparum, durante todo el año en todo el país.

Prevención recomendada por la OMS: C

ANTIGUA Y BARBUDA

Fiebre amarilla (2017). Requisito de entrada en el país: se exige certificado de vacunación contra la fiebre amarilla a los viajeros a partir de 1 año de edad procedentes de países con riesgo de transmisión de la enfermedad.

Vacunación recomendada por la OMS: no

ARABIA SAUDITA

Fiebre amarilla (2019). Requisito de entrada en el país: se exige certificado de vacunación contra la fiebre amarilla a los viajeros a partir de 1 año de edad procedentes de países con riesgo de transmisión de la enfermedad y a los que hayan transitado durante más de 12 horas por un aeropuerto de un país con riesgo de transmisión de la enfermedad.

Vacunación recomendada por la OMS: no

Paludismo (2019). El país está en la fase de preeliminación del paludismo. Únicamente se notifican casos de transmisión local, principalmente por P. falciparum, en pueblos fronterizos con el Yemen (excepto en las zonas de gran altitud de la provincia de Asir) y generalmente de septiembre a enero. La tasa de infección se ha reducido a menos de 0,3 casos por cada 100 000 habitantes. No hay riesgo en La Meca ni en Medina.

Prevención recomendada por la OMS en las zonas de riesgo: C

Otros requisitos establecidos por el país (2019). Meningitis meningocócica. Se exige a los adultos y los niños mayores de 2 años que lleguen a la Arabia Saudita para la Umrah, el Hayy o para realizar trabajos estacionales en las zonas del Hayy, que presenten un certificado válido de haber recibido la vacuna antimeningocócica tetravalente (ACYW) administrada al menos 10 días antes de la llegada prevista al país. Es aceptable la administración de UNA de las siguientes vacunas:

• Vacuna polisacarídica tetravalente (ACYW) en los últimos 3 años.

• Vacuna conjugada tetravalente (ACYW) en los últimos 5 años.

Los datos científicos actualmente disponibles sugieren que las vacunas conjugadas son seguras y eficaces paralas personas mayores de 55 años. Las autoridades sanitarias de los países de origen de los peregrinos deberían asegurarse de que sus peregrinos están vacunados dentro del plazo de validez prescrito y de que el tipo de vacuna administrada es claramente visible en el certificado de vacunación.

Si el tipo de vacuna no se indica en el certificado, este será válido durante 3 años.

También se exige la vacuna conjugada tetravalente (ACYW) a:

• Los peregrinos de la Arabia Saudita.

• Los residentes de las dos ciudades santas (La Meca y Medina).

• Toda persona que pueda entrar en contacto con peregrinos, en particular el personal de los entornos sanitarios y otras autoridades.

El Ministerio de Salud del Reino de la Arabia Saudita podrá optar por administrar antibióticos profilácticos a algunos viajeros en los puntos de entrada si lo estima necesario.

Poliomielitis. Se exige a los viajeros procedentes de zonas en que existe transmisión activa de poliovirus (es decir, transmisión activa de poliovirus salvajes o poliovirus de origen vacunal) y de países en riesgo de reintroducción de la poliomielitis, que presenten un certificado válido de vacunación antipoliomielítica.

Los viajeros procedentes del Afganistán, Mozambique, Myanmar, el Níger, Nigeria, el Pakistán, Papua Nueva Guinea, la República Árabe Siria, la República Democrática del Congo, Somalia y el Yemen deben presentar una prueba de haber recibido como mínimo una de las siguientes vacunas:

•al menos una dosis de vacuna antipoliomielítica oral (OPV) bivalente administrada entre las 4 semanas y los 12 meses anteriores a su llegada; o

•al menos una dosis de vacuna antipoliomielítica inactivada (IPV) administrada entre las 4 semanas y los 12 meses anteriores a su llegada.

Los viajeros procedentes del Afganistán, Myanmar, Nigeria, el Pakistán, Papua Nueva Guinea, la República Árabe Siria, Somalia y el Yemen recibirán además una dosis de OPV en los puestos fronterizos al entrar en la Arabia Saudita.

ARGELIA

Fiebre amarilla (2015). Requisito de entrada en el país: se exige certificado de vacunación contra la fiebre amarilla a los viajeros a partir de 1 año de edad procedentes de países con riesgo de transmisión de la enfermedad y a los que

hayan transitado durante más de 12 horas por un aeropuerto de un país con riesgo de transmisión de la enfermedad.

Vacunación recomendada por la OMS: no

Paludismo (2019). El país recibió la certificación de estar libre de paludismo en 2019.17

ARGENTINA

Fiebre amarilla (2019). Requisito de entrada en el país: no

Vacunación recomendada por la OMS: sí. Recomendada para todos los viajeros a partir de los 9 meses de edad que visiten las provincias de Corrientes o Misiones.

No recomendada en general para los viajeros que se dirijan a la provincia de Formosa o a las zonas señaladas de las provincias de Chaco, Jujuy y Salta. No recomendada para los viajeros cuyos itinerarios se circunscriban a las zonas y provincias no mencionadas en el párrafo anterior.

Paludismo (2019). El país recibió la certificación de estar libre de paludismo en 2019.18.

ARMENIA

Fiebre amarilla (2018). Requisito de entrada en el país: no

Vacunación recomendada por la OMS: no

ARUBA

Fiebre amarilla (2019). Requisito de entrada en el país: se exige certificado de vacunación contra la fiebre amarilla a los viajeros a partir de los 9 meses de edad procedentes de países con riesgo de transmisión de la enfermedad y a los que hayan transitado durante más de 12 horas por un aeropuerto de un país con riesgo de transmisión de la enfermedad. Se denegará la entrada si no se presenta un certificado de vacunación válido.

Vacunación recomendada por la OMS: no

AUSTRALIA

Fiebre amarilla (2019). Requisito de entrada en el país: se exige certificado de vacunación contra la fiebre amarilla a los viajeros a partir de 1 año de edad procedentes de países con riesgo de transmisión de la enfermedad (excepto las Islas Galápagos en el Ecuador) y a los viajeros que hayan transitado durante más de 12 horas por un aeropuerto de un país con riesgo de transmisión de la fiebre amarilla (con las mismas excepciones mencionadas más arriba).

Vacunación recomendada por la OMS: no

AUSTRIA

Fiebre amarilla (2019). Requisito de entrada en el país: no

Vacunación recomendada por la OMS: no

AZERBAIYÁN

Fiebre amarilla (2019). Requisito de entrada en el país: no

Vacunación recomendada por la OMS: no

Paludismo (2019). Existe riesgo de paludismo, exclusivamente por P. vivax, de junio a octubre en las zonas llanas, principalmente en la zona situada entre los ríos Kura y Arax. No hay transmisión del paludismo en la ciudad de Bakú (la capital). No se han notificado casos de transmisión local desde 2013.

Prevención recomendada por la OMS en las zonas de riesgo:

AZORES véase PORTUGAL

BAHAMAS

Fiebre amarilla (2018). Requisito de entrada en el país: se exige certificado de vacunación contra la fiebre amarilla a los viajeros a partir de 1 año de edad procedentes de países con riesgo de transmisión de la enfermedad y a los que hayan transitado durante más de 12 horas por un aeropuerto de un país con riesgo de transmisión de la enfermedad.

Vacunación recomendada por la OMS: no

BAHREIN

Fiebre amarilla (2018). Requisito de entrada en el país: se exige certificado de vacunación contra la fiebre amarilla a los viajeros a partir de los 9 meses de edad procedentes de países con riesgo de transmisión de la enfermedad y a los que hayan transitado durante más de 12 horas por un aeropuerto de un país con riesgo de transmisión de la enfermedad.

Vacunación recomendada por la OMS: no

BANGLADESH

Fiebre amarilla (2019). Requisito de entrada en el país: se exige certificado de vacunación contra la fiebre amarilla a los viajeros a partir de 1 año de edad procedentes de países con riesgo de transmisión de la enfermedad y a los que hayan transitado por un aeropuerto de un país con riesgo de transmisión de la enfermedad.

Vacunación recomendada por la OMS: no

Paludismo (2019). Existe riesgo de paludismo durante todo el año, con un pico de mayo a octubre, pero la transmisión se produce únicamente en 13 de los 64 distritos, tanto en zonas rurales como urbanas. El riesgo es alto en los distritos de Chittagong Hill Tract (Bandarban, Rangamati y Khagrachari), en el distrito de Chattogram y en el distrito de Cox Bazar. Existe un riesgo bajo en los distritos de Hobigonj, Kurigram, Moulvibazar, Mymensingh, Netrakona, Sherpur, Sunamgonj y Sylhet. La mayoría de las partes del país, incluida la ciudad de Dhaka, no tienen riesgo de paludismo.

Prevención recomendada por la OMS en las zonas de riesgo: C

BARBADOS

Fiebre amarilla (2019). Requisito de entrada en el país: se exige certificado de vacunación contra la fiebre amarilla a los viajeros a partir de 1 año de edad procedentes de países con riesgo de transmisión de la enfermedad (excepto Guyana y la isla de Trinidad, a menos que se haya declarado un brote).

Vacunación recomendada por la OMS: no

BELARÚS

Fiebre amarilla (2015). Requisito de entrada en el país: no

Vacunación recomendada por la OMS: no

BÉLGICA

Fiebre amarilla (2019). Requisito de entrada en el país: no

Vacunación recomendada por la OMS: no

BELICE

Fiebre amarilla (2016). Requisito de entrada en el país: se exige certificado de vacunación contra la fiebre amarilla a los viajeros a partir de 1 año de edad procedentes de países con riesgo de transmisión de la enfermedad y a los que hayan transitado por un aeropuerto de un país con riesgo de transmisión de la enfermedad.

Vacunación recomendada por la OMS: no

Paludismo (2018). Existe riesgo de paludismo, principalmente por P. vivax, en algunas zonas de Stan Creek y es insignificante en el resto del territorio.

Prevención recomendada por la OMS en las zonas de riesgo: A

Otros requisitos establecidos por el país (2016). Todos los viajeros procedentes de países donde la poliomielitis es endémica, así como los ciudadanos de Belice o personas que vivan en el país y que vayan a viajar a países donde haya casos confirmados de poliomielitis, deben presentar una prueba de vacunación contra la enfermedad.

BENIN

Fiebre amarilla (2016). Requisito de entrada en el país: se exige certificado de vacunación contra la fiebre amarilla a los viajeros a partir de 1 año de edad procedentes de países con riesgo de transmisión de la enfermedad y a los que hayan transitado por un aeropuerto de un país con riesgo de transmisión de la enfermedad.

Vacunación recomendada por la OMS: sí

Paludismo (2018). Existe riesgo de paludismo, principalmente por P. falciparum, durante todo el año en todo el país.

Prevención recomendada por la OMS: C

BERMUDAS véase REINO UNIDO

BHUTÁN

Fiebre amarilla (2019). Requisito de entrada en el país: no

Vacunación recomendada por la OMS: no

Paludismo (2019). Existe riesgo de paludismo durante todo el año en la franja meridional del país, que abarca siete distritos: Chukha, Dagana, Pemagatshel, Samdrup Jongkhar, Samtse, Sarpang y Zhemgang. La transmisión no se produce en los siguientes cuatro distritos: Bumthang, Gasa, Paro y Thimphu. Hay focos de transmisión estacional durante los meses lluviosos del verano en el resto del país.

Prevención recomendada por la OMS en las zonas y estaciones de riesgo: C

BOLIVIA (ESTADO PLURINACIONAL DE)

Fiebre amarilla (2018). Requisito de entrada en el país: se exige certificado de vacunación contra la fiebre amarilla a los viajeros a partir de 1 año de edad procedentes de países con riesgo de transmisión de la enfermedad.

Vacunación recomendada por la OMS: sí. Recomendada para todos los viajeros a partir de los 9 meses de edad que vayan a las siguientes zonas al este de los Andes, a altitudes inferiores a 2300 m: la totalidad de los departamentos de Beni, Pando y Santa Cruz, y las zonas señaladas de los departamentos de Chuquisaca, Cochabamba, La Paz y Tarija.

No recomendada para los viajeros cuyos itinerarios se circunscriban a zonas de altitud a 2300 m y a todas las zonas no mencionadas en el párrafo anterior, incluidas las ciudades de La Paz y Sucre.

Paludismo (2018). Hay riesgo de paludismo, casi exclusivamente por P. vivax (99,9%), durante todo el año en todo el país por debajo de los 2500 m de altitud. El riesgo más elevado se registra en los departamentos septentrionales de Beni y Pando, especialmente en las localidades de Riberalta, Guayaramerín y Sena.

Prevención recomendada por la OMS en las zonas de riesgo: B

BONAIRE

Fiebre amarilla (2019). Requisito de entrada en el país: se exige certificado de vacunación contra la fiebre amarilla a los viajeros a partir de los 9 meses de edad procedentes de países con riesgo de transmisión de la enfermedad y a los que hayan transitado durante más de 12 horas por un aeropuerto de un país con riesgo de transmisión de la enfermedad.

Vacunación recomendada por la OMS: no

BOSNIA Y HERZEGOVINA

Fiebre amarilla (2017). Requisito de entrada en el país: no

Vacunación recomendada por la OMS: no

BOTSWANA

Fiebre amarilla (2018). Requisito de entrada en el país: se exige certificado de vacunación contra la fiebre amarilla a los viajeros a partir de 1 año de edad procedentes de países con riesgo de transmisión de la enfermedad y a los que hayan transitado por esos países.

Vacunación recomendada por la OMS: no

Paludismo (2018). Existe riesgo de paludismo, principalmente por P. falciparum, de noviembre a mayo/junio en la zona norte del país: los distritos y subdistritos de Bobirwa, Boteti, Chobe, Ngamiland, Okavango y Tutume.

Prevención recomendada por la OMS en las zonas de riesgo: C

BRASIL

Fiebre amarilla (2019)

Requisito de entrada en el país: no

Vacunación recomendada por la OMS: sí. Recomendada para todos los viajeros a partir de los 9 meses de edad que visiten los estados de Acre, Amapá, Amazonas, Distrito Federal (incluida la capital, Brasilia), Espirito Santo, Goiás, Maranhão, Mato Grosso, Mato Grosso do Sul, Minas Gerais, Pará, Paraná, Piauí, Rio de Janeiro, Rio Grande do Sul, Rondônia, Roraima, Santa Catarina, Sao Paulo, Tocantins; así como las zonas designadas del estado de Bahia. La vacunación se recomienda igualmente a los viajeros que visitan las cataratas de Iguazú.

No recomendada para los viajeros cuyos itinerarios se circunscriban a zonas no mencionadas en el párrafo anterior, incluidas las ciudades de Fortaleza y Recife.

Paludismo (2019). Existe riesgo de paludismo por P. vivax (88,8%), P. falciparum (10%) e infecciones mixtas (0,5%) en la mayor parte de las zonas boscosas situadas por debajo de los 900 m de altitud en los nueve estados de la región del Amazonas: Acre, Amapá, Amazonas, Maranhão, Mato Grosso (parte septentrional), Pará (excepto la ciudad de Belém), Rondônia, Roraima y Tocantins (parte occidental). La intensidad de la transmisión varía de un municipio a otro, pero es más alta en las zonas mineras de la selva, en asentamientos agrícolas, en zonas indígenas y en algunas zonas periurbanas de Cruzeiro do Sul, Manaus y Pôrto Velho. También hay paludismo en la periferia de grandes ciudades como Boa Vista, Macapá, Maraba, Rio Branco y Santarém. En los estados que se encuentran fuera de la región administrativa del Amazonas, el riesgo de transmisión del paludismo es insignificante o inexistente; sin embargo, existe un riesgo residual de transmisión de P. vivax en las zonas boscosas atlánticas de los estados de São Paulo, Minas Gerais, Rio de Janeiro y Espirito Santo. Se puede consultar información detallada sobre la situación epidemiológica del paludismo en el Brasil en www.saude.gov.br/malaria.

Prevención recomendada por la OMS en las zonas de riesgo: B en las zonas con riesgo de infección por P. vivax; C en las zonas con riesgo de infección por P. falciparum

BRUNEI DARUSSALAM

Fiebre amarilla (2019). Requisito de entrada en el país: se exige certificado de vacunación contra la fiebre amarilla a los viajeros a partir de los 9 meses de edad procedentes de países con riesgo de transmisión de la enfermedad y a los que hayan transitado durante más de 12 horas por un aeropuerto de un país con riesgo de transmisión de la enfermedad.

Vacunación recomendada por la OMS: no

Paludismo (2019). Se han notificado casos de infección humana por P. knowlesi.

Prevención recomendada por la OMS: B

Otros requisitos establecidos por el país (2019). Se requiere vacunación antipoliomielítica para los viajeros procedentes de países afectados por la poliomielitis (países exportadores de poliovirus).

BULGARIA

Fiebre amarilla (2019)

Requisito de entrada en el país: no

Vacunación recomendada por la OMS: no

BURKINA FASO

Fiebre amarilla (2015). Requisito de entrada en el país: se exige certificado de vacunación contra la fiebre amarilla a los viajeros a partir de los 9 meses de edad procedentes de países con riesgo de transmisión de la enfermedad y a los que hayan transitado por un aeropuerto de un país con riesgo de transmisión de la enfermedad.

Vacunación recomendada por la OMS: sí

Paludismo (2018). Existe riesgo de paludismo, principalmente por P. falciparum, durante todo el año en todo el país.

Prevención recomendada por la OMS: C

BURUNDI

Fiebre amarilla (2019). Requisito de entrada en el país: se exige certificado de vacunación contra la fiebre amarilla a los viajeros a partir de los 9 meses de edad procedentes de países con riesgo de transmisión de la enfermedad y a los que hayan transitado por un aeropuerto de un país con riesgo de transmisión de la enfermedad.

Vacunación recomendada por la OMS: sí

Paludismo (2019). Existe riesgo de paludismo, principalmente por P. falciparum, durante todo el año en todo el país.

Prevención recomendada por la OMS: C

CABO VERDE

Fiebre amarilla (2013). Requisito de entrada en el país: se exige certificado de vacunación contra la fiebre amarilla a los viajeros a partir de 1 año de edad procedentes de países con riesgo de transmisión de la enfermedad y a los que hayan transitado durante más de 12 horas por un aeropuerto de un país con riesgo de transmisión de la enfermedad.

Vacunación recomendada por la OMS: no

Paludismo (2018). Existe riesgo limitado de paludismo, principalmente por P. falciparum, de agosto a noviembre en las Islas de Santiago y Boa Vista.

Prevención recomendada por la OMS en las zonas de riesgo: A

CAMBOYA

Fiebre amarilla (2017). Requisito de entrada en el país: se exige certificado de vacunación contra la fiebre amarilla a los viajeros a partir de 1 año de edad procedentes de países con riesgo de transmisión de la enfermedad y a los que hayan transitado durante más de 12 horas por un aeropuerto de un país con riesgo de transmisión de la enfermedad.

Vacunación recomendada por la OMS: no

Paludismo (2019). Existe riesgo de paludismo por P. falciparum y P. vivax durante todo el año en las zonas rurales boscosas. No hay riesgo en Phnom Penh ni en las zonas cercanas a Tonle Sap (Siem Reap). El riesgo en la zona turística de Angkor Wat es insignificante. La resistencia de P. falciparum al artesunato, la mefloquina, la lumefantrina y la piperaquina, detectada en la parte occidental de Camboya, se está extendiendo al centro del país. Se ha notificado resistencia de P. vivax a la cloroquina en la parte oriental del país.

Prevención recomendada por la OMS en las zonas de riesgo: C

CAMERÚN

Fiebre amarilla (2019). Requisito de entrada en el país: se exige certificado de vacunación contra la fiebre amarilla a todos los viajeros a partir de los 9 meses de edad.

Vacunación recomendada por la OMS: sí

Paludismo (2019). Existe riesgo de paludismo, principalmente por P. falciparum, durante todo el año en todo el país.

Prevención recomendada por la OMS: C

CANADÁ

Fiebre amarilla (2019). Requisito de entrada en el país: no

Vacunación recomendada por la OMS: no

CHAD

Fiebre amarilla (2018). Requisito de entrada en el país: se exige certificado de vacunación contra la fiebre amarilla a todos los viajeros a partir de los 9 meses de edad.

Vacunación recomendada por la OMS: sí. Recomendada para todos los viajeros a partir de los 9 meses de edad que se dirijan a las zonas situadas al sur. del desierto del Sáhara.

No recomendada para los viajeros cuyos itinerarios se circunscriban a las zonas situadas dentro del desierto del Sáhara.

Paludismo (2018). Existe riesgo de paludismo, principalmente por P. falciparum, durante todo el año en todo el país.

Prevención recomendada por la OMS: C

CHEQUIA

Fiebre amarilla (2019)

Requisito de entrada en el país: no

Vacunación recomendada por la OMS: no

CHILE

Fiebre amarilla (2019)

Requisito de entrada en el país: no

Vacunación recomendada por la OMS: no

CHINA

Fiebre amarilla (2019). Requisito de entrada en el país: se exige certificado de vacunación contra la fiebre amarilla a los viajeros a partir de los 9 meses de edad procedentes de países con riesgo de transmisión de la enfermedad y a los que hayan transitado por un aeropuerto de un país con riesgo de transmisión de la enfermedad. Este requisito no se aplica a los viajeros cuyos itinerarios se circunscriban a Hong Kong y Macao (Regiones Administrativas Especiales de China).

Vacunación recomendada por la OMS: no

Paludismo (2019). China ha registrado logros extraordinarios en la eliminación del paludismo. No se ha notificado ningún caso autóctono desde 2017.

Prevención recomendada por la OMS en las zonas de riesgo: A

CHIPRE

Fiebre amarilla (2019). Requisito de entrada en el país: no

Vacunación recomendada por la OMS: no

COLOMBIA

Fiebre amarilla (2019). Requisito de entrada en el país: se exige certificado de vacunación contra la fiebre amarilla a los viajeros a partir de 1 año de edad procedentes de Angola, el Brasil, la República Democrática del Congo y Uganda y a los que hayan transitado durante más de 12 horas por un aeropuerto de esos mismos países.

Vacunación recomendada por la OMS: sí. Recomendada para todos los viajeros a partir de los 9 meses de edad que vayan a Colombia, excepto para las zonas descritas a continuación.

No recomendada en general para los viajeros que vayan a las ciudades de Barranquilla, Cali, Cartagena y Medellín. No recomendada para los viajeros cuyos itinerarios se circunscriban a cualquier zona de altitud superior a 2300 m, a los departamentos de San Andrés y Providencia y a la capital (Bogotá).

Paludismo (2018). El riesgo de paludismo es alto en los siguientes municipios de los departamentos de Antioquia (El Bagre, Vigía del Fuerte, Segovia, Tarazá, Zaragoza, Cáceres, Nechí, Murindó, Anorí, Remedios, Mutatá, Frontino, San Pedro de Urabá, Dabeiba, Valdivia y Caucasia), Amazonas (Tarapacá, La Pedrera, Puerto Nariño, Leticia, Miriti-Paraná y La Chorrera), Bolívar (Montecristo, Norosi, Tiquisio y San Pablo), Cauca (Timbiquí), Chocó (Bagadó, Nóvita, Lloró, Tadó, Río Quito, El Cantón del San Pablo, Río Iro, Atrato, Bojaya, San José del Palmar, Quibdó, Bajo Baudó, Medio San Juan, Carmen de Darien, Nuquí, Medio Baudó, Alto Baudó, Istmina, Bahía Solano, Medio Atrato, Juradó, Sipí, Unión Panamericana, Condoto y Certegui), Córdoba (Puerto Libertador y Tierralta), Guainía (Inirida y La Guadalupe), Nariño (Roberto Payán, Olaya Herrera, El Charco, Mosquera, Barbacoas, Santa Bárbara, Magüi, Francisco

Pizarro y San Andrés de Tumaco), Risaralda (Pueblo Rico y La Virginia), Valle del Cauca (Cartago), Vaupés (Taraira y Yavarate) y Vichada (Puerto Carreño y Cumaribo).

El riesgo de paludismo es moderado en los siguientes municipios de los departamentos de Antioquia (Urrao, Chigorodó, Apartadó, Necoclí y Yondo), Amazonas (El Encanto y Puerto Santander), Bolívar (Santa Rosa del Sur y Río Viejo), Cauca (Guapi y López), Chocó (El Litoral de San Juan, Riosucio, Acandí y Unguía), Córdoba (San José de Uré y La Apartada), Guaviare (San José de Guaviare, Miraflores, Calamar y El Retorno), Nariño (La Tola) y Vaupés (Pacoa).

También hay riesgo, aunque menor, en algunos municipios de Amazonas, Caquetá, Guaviare, Guainía, Meta, Putumayo, Vaupés y Vichada.

Prevención recomendada por la OMS en las zonas de riesgo: C

COMORAS

Fiebre amarilla (2015). Requisito de entrada en el país: no

Vacunación recomendada por la OMS: no

Paludismo (2018). Existe riesgo de paludismo, principalmente por P. falciparum, durante todo el año en todo el país.

Prevención recomendada por la OMS: C

CONGO

Fiebre amarilla (2018). Requisito de entrada en el país: se exige certificado de vacunación contra la fiebre amarilla a todos los viajeros a partir de los 9 meses de edad.

Vacunación recomendada por la OMS: sí

Paludismo (2018). Existe riesgo de paludismo, principalmente por P. falciparum, durante todo el año en todo el país.

Prevención recomendada por la OMS: C

COREA, REPÚBLICA DE, véase REPÚBLICA DE COREA

COREA, REPÚBLICA POPULAR DEMOCRÁTICA DE, véase REPÚBLICA POPULAR DEMOCRÁTICA DE COREA

COSTA RICA

Fiebre amarilla (2019). Requisito de entrada en el país: se exige certificado de vacunación contra la fiebre amarilla a los viajeros a partir de los 9 meses de edad procedentes de países con riesgo de transmisión de la enfermedad (además de Tanzanía y Zambia en la región de África y exceptuando la Argentina y Panamá en las Américas) y con las siguientes especificaciones para los países siguientes: Colombia (todo el país excepto Barranquilla, Cali, Cartagena, Medellín y San Andrés Providencia y Bogotá); el Ecuador (aplicable solo a Morona-Santiago, Napo, Orellana, Pastaza, Sucumbíos y Zamora-Chinchipe, el resto del país queda excluido); el Paraguay (todo el país excepto Asunción (la capital)); el Perú (todo el país excepto Lima (la capital), Cuzco, el Machu Picchu, la Ruta de los Incas, Lambayeque, Tumbes, Piura y Cajamarca); Trinidad y Tabago (todo el país excepto las zonas urbanas de Puerto España, y para los viajeros en tránsito y cuyos itinerarios se circunscriban a la isla de Tobago).

Vacunación recomendada por la OMS: no

Paludismo (2019). Históricamente el riesgo de paludismo, que es muy bajo, se debía de forma casi exclusiva a P. vivax. El riesgo de transmisión del paludismo en el país es insignificante o nulo.

Prevención recomendada por la OMS en las zonas de riesgo: A

CÔTE D'IVOIRE

Fiebre amarilla (2013). Requisito de entrada en el país: se exige certificado de vacunación contra la fiebre amarilla a todos los viajeros a partir de los 9 meses de edad.

Vacunación recomendada por la OMS: sí

Paludismo (2018). Existe riesgo de paludismo, principalmente por P. falciparum, durante todo el año en todo el país.

Prevención recomendada por la OMS: C

CROACIA

Fiebre amarilla (2019). Requisito de entrada en el país: no

Vacunación recomendada por la OMS: no

CUBA

Fiebre amarilla (2019). Requisito de entrada en el país: se exige certificado de vacunación contra la fiebre amarilla a los viajeros a partir de los 9 meses de edad procedentes de países con riesgo de transmisión de la enfermedad y a los que hayan transitado durante más de 12 horas por un aeropuerto de un país con riesgo de transmisión de la enfermedad.

Vacunación recomendada por la OMS: no

CURAÇAO

Fiebre amarilla (2019). Requisito de entrada en el país: se exige certificado de vacunación contra la fiebre amarilla a los viajeros a partir de los 9 meses de edad procedentes de países con riesgo de transmisión de la enfermedad y a los que hayan transitado durante más de 12 horas por un aeropuerto de un país con riesgo de transmisión de la enfermedad.

Vacunación recomendada por la OMS: no

DINAMARCA

Fiebre amarilla (2019)

Requisito de entrada en el país: no

Vacunación recomendada por la OMS: no

DJIBOUTI

Fiebre amarilla (2019)

Requisito de entrada en el país: no

Vacunación recomendada por la OMS: no

Paludismo (2019). Existe riesgo de paludismo, principalmente por P. falciparum, durante todo el año en todo el país.

Prevención recomendada por la OMS: C

DOMINICA

Fiebre amarilla (2017). Requisito de entrada en el país: se exige certificado de vacunación contra la fiebre amarilla a los viajeros a partir de 1 año de edad procedentes de países con riesgo de transmisión de la enfermedad y a los que hayan transitado durante más de 12 horas por un aeropuerto de un país con riesgo de transmisión de la enfermedad.

Vacunación recomendada por la OMS: no

ECUADOR

Fiebre amarilla (2019). Requisito de entrada en el país: se exige certificado de vacunación contra la fiebre amarilla a los viajeros a partir de 1 año de edad procedentes del Brasil, la República Democrática del Congo y Uganda y a los que hayan transitado durante más de 12 horas por un aeropuerto de esos mismos países.

Vacunación recomendada por la OMS: sí

Recomendada para todos los viajeros a partir de los 9 meses de edad que se dirijan a las siguientes provincias al este de los Andes a altitudes inferiores a

2300 m: Morona Santiago, Napo, Orellana, Pastaza, Sucumbíos y Zamora-Chinchipe, y a la provincia Esmeraldas, situada al oeste de la cordillera.

No recomendada en general para los viajeros cuyos itinerarios se circunscriban a las siguientes provincias situadas al oeste de los Andes, ni siquiera a altitudes inferiores a 2300 m: Guayas, Los Ríos, Santa Elena y Santo Domingo de los Tsachilas, y determinadas zonas de Azuay, Bolívar, Cañar, Carchi, Chimborazo, Cotopaxi, El Oro, Imbabura, Loja, Pichincha y Tungurahua.

No recomendada para los viajeros cuyos itinerarios se circunscriban a cualquier zona de altitud superior a 2300 m, a las ciudades de Guayaquil y Quito, y a las Islas Galápagos.

Paludismo (2019). Hay riesgo de paludismo por P. vivax (67%) y P. falciparum (33%) durante todo el año por debajo de los 1500 m de altitud. El riesgo es moderado en las provincias costeras. El riesgo es bajo en Quito y en las provincias de la región interandina o de la sierra. El riesgo de infección por P. vivax está presente en algunas provincias del país, principalmente de la región amazónica (en especial las provincias de Morona Santiago, Pastaza, Orellana y Sucumbíos. El riesgo de paludismo por P. falciparum está presente en algunas provincias del país, principalmente de la costa (en especial la provincia de Esmeraldas), así como de la región amazónica (en especial las provincias de Pastaza y Morona Santiago).

Prevención recomendada por la OMS en las zonas de riesgo: C

EGIPTO

Fiebre amarilla (2019). Requisito de entrada en el país: se exige certificado de vacunación contra la fiebre amarilla a los viajeros a partir de los 9 meses de edad procedentes de países con riesgo de transmisión de la enfermedad (con inclusión de Eritrea, la República Unida de Tanzanía, Rwanda, Somalia y Zambia) y a los que hayan transitado durante más de 12 horas por un aeropuerto de un país con riesgo de transmisión de la enfermedad (con las mismas inclusiones mencionadas más arriba). En caso de no presentar un certificado de vacunación, se mantendrá a la persona en cuarentena durante un máximo de 6 días a partir de la fecha de partida de una zona con riesgo de transmisión de la fiebre amarilla.

Vacunación recomendada por la OMS: no

Paludismo (2019). Puede existir un riesgo muy limitado de paludismo por P. falciparum y P. vivax de junio a octubre en la provincia de El Faiyûm. No se ha notificado ningún caso autóctono desde 1998.

Prevención recomendada por la OMS: ninguna

Otros requisitos establecidos por el país (2019). Se exige vacunación contra la poliomielitis independientemente de la edad y el estado de vacunación. Se exige prueba de haber recibido una dosis de vacuna antipoliomielítica oral (OPV) o vacuna antipoliomielítica inactivada (IPV) en forma de certificado de vacunación internacional como el especificado en el anexo 6 del RSI expedido entre las 4 semanas y los 12 meses anteriores al viaje a los viajeros procedentes del Afganistán, Nigeria, el Pakistán, Papua Nueva Guinea y Somalia, para poder solicitar un visado de entrada.

Se exige prueba de vacunación con OPV e IPV a todos los viajeros procedentes de Kenya, el Níger, la República Árabe Siria y la República Democrática del Congo.

EL SALVADOR

Fiebre amarilla (2019). Requisito de entrada en el país: se exige certificado de vacunación contra la fiebre amarilla a los viajeros a partir de 1 año de edad procedentes de países con riesgo de transmisión de la enfermedad y a los que hayan transitado durante más de 12 horas por un aeropuerto de un país con riesgo de transmisión de la enfermedad.

Vacunación recomendada por la OMS: no

Paludismo (2019). Existe un riesgo muy limitado de paludismo, casi exclusivamente por P. vivax, en zonas rurales con influencia migratoria de países de América Central. Se han notificado casos esporádicos de paludismo por P. vivax en partes específicas del país.

Prevención recomendada por la OMS en las zonas de riesgo: A

EMIRATOS ÁRABES UNIDOS

Fiebre amarilla (2019). Requisito de entrada en el país: se exige certificado de vacunación contra la fiebre amarilla a viajeros a partir de los 9 meses de edad procedentes de países con riesgo de transmisión de la enfermedad y a los que hayan transitado durante más de 12 horas por un aeropuerto de un país con riesgo de transmisión de la enfermedad.

Vacunación recomendada por la OMS: no

ERITREA

Fiebre amarilla (2019). Requisito de entrada en el país: se exige certificado de vacunación contra la fiebre amarilla a los viajeros a partir de los 9 meses de edad procedentes de países con riesgo de transmisión de la enfermedad y a los quehayan transitado durante más de 12 horas por un aeropuerto de un país con riesgo de transmisión de la enfermedad.

Vacunación recomendada por la OMS: en general, no

No recomendada en general para los viajeros que se dirijan a los siguientes estados: Anseba, Debub, Gash Barka, Mae Kel y Semenawi Keih Bahri. No recomendada para el resto de zonas no mencionadas anteriormente, incluidas las islas del archipiélago de Dahlak.

Paludismo (2019). Existe riesgo de paludismo por P. falciparum (65%) y por P. vivax (35%) durante todo el año en todo el país por debajo de los 2200 m de altitud. No existe riesgo en Asmara.

Prevención recomendada por la OMS en las zonas de riesgo: C

ESLOVAQUIA

Fiebre amarilla (2019). Requisito de entrada en el país: no

Vacunación recomendada por la OMS: no

ESLOVENIA

Fiebre amarilla (2019). Requisito de entrada en el país: no

Vacunación recomendada por la OMS: no

ESPAÑA

Fiebre amarilla (2019). Requisito de entrada en el país: no

Vacunación recomendada por la OMS: no

ESTADOS UNIDOS DE AMÉRICA

Fiebre amarilla (2019). Requisito de entrada en el país: no

Vacunación recomendada por la OMS: no

ESTONIA

Fiebre amarilla (2019). Requisito de entrada en el país: no

Vacunación recomendada por la OMS: no

ESWATINI

Fiebre amarilla (2018). Requisito de entrada en el país: se exige certificado de vacunación contra la fiebre amarilla a los viajeros a partir de los 9 meses de edad procedentes de países con riesgo de transmisión de la enfermedad y a los que hayan transitado por un aeropuerto de un país con riesgo de transmisión de la enfermedad.

Vacunación recomendada por la OMS: no

Paludismo (2018). Existe riesgo de paludismo, principalmente por P. falciparum, durante todo el año en todas las zonas de estepa de baja altitud (principalmente Big Bend, Mhlume, Simunye y Tshaneni). El mayor riesgo se registra entre noviembre y mayo.

Prevención recomendada por la OMS en las zonas de riesgo: C

ETIOPÍA

Fiebre amarilla (2018). Requisito de entrada en el país: se exige certificado de vacunación contra la fiebre amarilla a los viajeros a partir de los 9 meses de edad procedentes de países con riesgo de transmisión de la enfermedad o que hayan transitado durante más de 12 horas por un aeropuerto de un país con riesgo de transmisión de la enfermedad.

Vacunación recomendada por la OMS: sí

Recomendada para todos los viajeros a partir de los 9 meses de edad, con las excepciones que se mencionan a continuación.

No recomendada en general para los viajeros cuyos itinerarios se circunscriban a las provincias de Afar y Somali.

Paludismo (2018). Existe riesgo de paludismo, aproximadamente del 60% por P. falciparum y del 40% por P. vivax durante todo el año en todo el país por debajo de los 2000 m de altitud. Se ha notificado resistencia de P. vivax a la cloroquina. No existe riesgo de paludismo en Addis Abeba.

Prevención recomendada por la OMS en las zonas de riesgo: C

FEDERACIÓN DE RUSIA

Fiebre amarilla (2016). Requisito de entrada en el país: no

Vacunación recomendada por la OMS: no

Paludismo (2016). Puede existir un riesgo muy limitado de paludismo, exclusivamente por P. vivax, en zonas de intensa influencia migratoria proveniente de países del sur de la Comunidad de Estados Independientes.

Prevención recomendada por la OMS: ninguna

FIJI

Fiebre amarilla (2016). Requisito de entrada en el país: se exige certificado de vacunación contra la fiebre amarilla a los viajeros a partir de 1 año de edad procedentes de países con riesgo de transmisión de la enfermedad y a los que hayan transitado durante más de 12 horas por un aeropuerto de un país con riesgo de transmisión de la enfermedad.

Vacunación recomendada por la OMS: no

FILIPINAS

Fiebre amarilla (2019). Requisito de entrada en el país: se exige certificado de vacunación contra la fiebre amarilla a los viajeros a partir de 1 año de edad procedentes de países con riesgo de transmisión de la enfermedad y a los que hayan transitado durante más de 12 horas por un aeropuerto de un país con riesgo de transmisión de la enfermedad.

Vacunación recomendada por la OMS: no

Paludismo (2019). Existe riesgo de paludismo durante todo el año en las nueve provincias donde la enfermedad sigue siendo endémica (Palawan, Sultan Kudarat, Dávao del Norte, Maguindanao, Sulu, Mindoro Occidental, Tawi-tawi, Valle del Cagayán y la ciudad de Dávao).

Prevención recomendada por la OMS en las zonas de riesgo: C

Otros requisitos establecidos por el país (2019): Se exige certificado internacional de vacunación antipoliomielítica a los viajeros con origen o destino en países de riesgo alto. Se requiere la vacuna antimeningocócica a los peregrinos del Hayy.

FINLANDIA

Fiebre amarilla (2018). Requisito de entrada en el país: no

Vacunación recomendada por la OMS: no

FRANCIA

Fiebre amarilla (2019). Requisito de entrada en el país: no

Vacunación recomendada por la OMS: no

GABÓN

Fiebre amarilla (2016). Requisito de entrada en el país: se exige certificado de vacunación contra la fiebre amarilla a todos los viajeros a partir de 1 año de edad.

Vacunación recomendada por la OMS: sí

Paludismo (2018). Existe riesgo de paludismo, principalmente por P. falciparum, durante todo el año en todo el país.

Prevención recomendada por la OMS: C

GAMBIA

Fiebre amarilla (2013). Requisito de entrada en el país: se exige certificado de vacunación contra la fiebre amarilla a los viajeros a partir de los 9 meses de edad procedentes de países con riesgo de transmisión de la enfermedad.

Vacunación recomendada por la OMS: sí

Paludismo (2018). Existe riesgo de paludismo, principalmente por P. falciparum, durante todo el año en todo el país.

Prevención recomendada por la OMS: C

Otros requisitos establecidos por el país (2013). Se exige vacunación contra la meningitis meningocócica.

GEORGIA

Fiebre amarilla (2018). Requisito de entrada en el país: no

Vacunación recomendada por la OMS: no

Paludismo (2018). Puede existir localmente un riesgo limitado de paludismo, exclusivamente por P. vivax, de junio a octubre (ambos meses incluidos) en la parte oriental del país fronteriza con Azerbaiyán. No se han notificado casos de transmisión local desde 2010.

Prevención recomendada por la OMS en las zonas de riesgo: A

Otros requisitos establecidos por el país (2018). Se exige certificado de vacunación contra la poliomielitis a los viajeros procedentes de países y territorios con riesgo de transmisión de la enfermedad. Se ofrece la vacuna antipoliomielítica oral en la frontera a los viajeros que no estén vacunados o no estén en disposición de presentar un certificado de vacunación.

GHANA

Fiebre amarilla (2019). Requisito de entrada en el país: se exige certificado de vacunación contra la fiebre amarilla a todos los viajeros a partir de los 9 meses de edad.

Vacunación recomendada por la OMS: sí

Paludismo (2019). Existe riesgo de paludismo, principalmente por P. falciparum, durante todo el año en todo el país.

Prevención recomendada por la OMS: C

GRANADA

Fiebre amarilla (2015). Requisito de entrada en el país: se exige certificado de vacunación contra la fiebre amarilla a los viajeros a partir de 1 año de edad procedentes de países con riesgo de transmisión de la enfermedad y a los que hayan transitado durante más de 12 horas por un aeropuerto de un país con riesgo de transmisión de la enfermedad.

Vacunación recomendada por la OMS: noh

GRECIA

Fiebre amarilla (2017). Requisito de entrada en el país: no

Vacunación recomendada por la OMS: no

Paludismo (2017). Puede existir un riesgo muy limitado de paludismo (solo por P. vivax) de mayo a octubre en ciertas zonas agrícolas de alto riesgo.

Prevención recomendada por la OMS en las zonas agrícolas de alto riesgo: A

GROENLANDIA

Fiebre amarilla (2013). Requisito de entrada en el país: no

Vacunación recomendada por la OMS: no

GUADALUPE

Fiebre amarilla (2019). Requisito de entrada en el país: se exige certificado de vacunación contra la fiebre amarilla a los viajeros a partir de 1 año de edad procedentes de países con riesgo de transmisión de la enfermedad y a los que hayan transitado durante más de 12 horas por un aeropuerto de un país con riesgo de transmisión de la enfermedad.

Vacunación recomendada por la OMS: no

GUAM véase ESTADOS UNIDOS DE AMÉRICA

GUATEMALA

Fiebre amarilla (2017). Requisito de entrada en el país: se exige certificado de vacunación contra la fiebre amarilla a los viajeros a partir de 1 año de edad procedentes de países con riesgo de transmisión de la enfermedad y a los que hayan transitado durante más de 12 horas por un aeropuerto de un país con riesgo de transmisión de la enfermedad.

Vacunación recomendada por la OMS: no

Paludismo (2017). Existe riesgo de paludismo, casi exclusivamente por P. vivax (99,9%) durante todo el año por debajo de los 1500 m de altitud. El riesgo más elevado se registra en los departamentos de Escuintla (especialmente en los municipios de Gomera, Masagua, Santa Lucía Cotzumalguapa y Tiquisate) y Alta Verapaz (en los municipios de Telemán, Panzós y La Tinta).

El riesgo de paludismo es moderado en los departamentos de Suchitepéquez, Retalhuleu e Izabal.

El riesgo es bajo en el resto de departamentos (Chiquimula, Zacapa, Baja Verapaz, San Marcos, Petén, Jutiapa, Jalapa, El Progreso, Santa Rosa, Guatemala, Chimaltenango, Huehuetenango y Quiche).

Prevención recomendada por la OMS en las zonas de riesgo: B

GUINEA

Fiebre amarilla (2019). Requisito de entrada en el país: se exige certificado de vacunación contra la fiebre amarilla a los viajeros a partir de los 9 meses de edad procedentes de países con riesgo de transmisión de la enfermedad.

Vacunación recomendada por la OMS: sí

Paludismo. Existe riesgo de paludismo, principalmente por P. falciparum, durante todo el año en todo el país.

Prevención recomendada por la OMS: C

GUINEA-BISSAU

Fiebre amarilla (2019). Requisito de entrada en el país: se exige certificado de vacunación contra la fiebre amarilla a todos los viajeros a partir de 1 año de edad.

Vacunación recomendada por la OMS: sí

Paludismo (2019). Existe riesgo de paludismo, principalmente por P. falciparum, durante todo el año en todo el país.

Prevención recomendada por la OMS: C

GUINEA ECUATORIAL

Fiebre amarilla (2019). Requisito de entrada en el país: se exige certificado de vacunación contra la fiebre amarilla a los viajeros a partir de los 9 meses de edad procedentes de países con riesgo de transmisión de la enfermedad.

Vacunación recomendada por la OMS: sí

Paludismo (2019). Existe riesgo de paludismo, principalmente por P. falciparum, durante todo el año en todo el país.

Prevención recomendada por la OMS: C

GUYANA

Fiebre amarilla (2015). Requisito de entrada en el país: se exige certificado de vacunación contra la fiebre amarilla a los viajeros a partir de 1 año de edad procedentes de países con riesgo de transmisión de la enfermedad y a los que hayan transitado por un aeropuerto de un país con riesgo de transmisión de la enfermedad.

Vacunación recomendada por la OMS: sí

Paludismo (2018). Existe riesgo elevado de paludismo por P. vivax (36%), P. falciparum (53%) e infecciones mixtas (11%) durante todo el año en todas las zonas del interior. El riesgo es mayor en las regiones 1 y 7 a 9 y muy bajo en las regiones 3 a 6. Se han notificado casos esporádicos de paludismo en la franja costera, que está densamente poblada.

Prevención recomendada por la OMS en las zonas de riesgo: C

GUYANA FRANCESA

Fiebre amarilla (2019). Requisito de entrada en el país: se exige certificado de vacunación contra la fiebre amarilla a todos los viajeros a partir de 1 año de edad.

Vacunación recomendada por la OMS: sí

Paludismo (2018). El riesgo de paludismo por P. falciparum (45%) y P. vivax (55%) es alto durante todo el año en nueve municipios del territorio fronterizo con el Brasil (valle del río Oyapock) y Suriname (valle del río Maroni). En los otros 13 municipios, el riesgo de transmisión es bajo o insignificante. Se ha notificado la presencia de P. falciparum multirresistente en zonas bajo influencia de la emigración brasileña.

Prevención recomendada por la OMS en las zonas de riesgo: C

HAITÍ

Fiebre amarilla (2017). Requisito de entrada en el país: se exige certificado de vacunación contra la fiebre amarilla a los viajeros a partir de 1 año de edad procedentes de países con riesgo de transmisión de la enfermedad.

Vacunación recomendada por la OMS: no

Paludismo (2018). Existe riesgo de paludismo, exclusivamente por P. falciparum, durante todo el año en todo el país. No se ha notificado resistencia de P. falciparum a la cloroquina.

Prevención recomendada por la OMS: C

HONDURAS

Fiebre amarilla (2019). Requisito de entrada en el país: se exige certificado de vacunación contra la fiebre amarilla a los viajeros a partir de 1 año de edad procedentes de países con riesgo de transmisión de la enfermedad.

Vacunación recomendada por la OMS: no

Paludismo (2019). Existe riesgo de paludismo por P. vivax (79%), P. falciparum (20%) e infecciones mixtas (~0,8%). El riesgo de transmisión de P. vivax es alto en los departamentos de Colón y Gracias a Dios, y moderado en Atlántida, El Paraíso, Olancho y Yoro. El riesgo de transmisión de P. falciparum es alto en Colón y Gracias a Dios. No se ha notificado resistencia de P. falciparum a la cloroquina.

Prevención recomendada por la OMS en las zonas de riesgo: B en las zonas con riesgo de infección por P. vivax y de infección mixta; C en las zonas con riesgo de infección por P. falciparum

HUNGRÍA

Fiebre amarilla (2019). Requisito de entrada en el país: no

Vacunación recomendada por la OMS: no

INDIA

Fiebre amarilla (2019). Requisito de entrada en el país: toda persona (excepto los lactantes de menos de 9 meses de edad) que llegue por vía aérea o marítima sin un certificado de vacunación contra la fiebre amarilla será mantenida en aislamiento durante un máximo de 6 días si: i) llega en los 6 días siguientes a la salida de una zona con riesgo de transmisión de la fiebre amarilla, o ii) ha estado en dicha zona en tránsito (con excepción de los pasajeros y miembros de la tripulación que, estando en tránsito en un aeropuerto situado en una zona con riesgo de transmisión de fiebre amarilla, permanecieron dentro de las instalaciones del aeropuerto durante la totalidad del tránsito, siempre que la autoridad sanitaria apruebe dicha exención), o iii) llega en un barco que partió o atracó en cualquier puerto de una zona con riesgo de transmisión de la fiebre amarilla hasta 30 días antes de su llegada a la India, a menos que ese buque haya sido desinsectado de conformidad con el procedimiento establecido por la OMS, o iv) llega en un avión que ha estado en una zona con riesgo de transmisión de la fiebre amarilla y no ha sido desinsectado de conformidad con las Normas de Salud Pública en Aeronaves de la India (1954) o las recomendaciones de la OMS.

Los países y zonas que se considera presentan riesgo de transmisión de la fiebre amarilla son, en África: Angola, Benin, Burkina Faso, Burundi, Camerún, Chad, Congo, Côte d'Ivoire, Etiopía, Gabón, Gambia, Ghana, Guinea, Guinea-Bissau, Guinea Ecuatorial, Kenya, Liberia, Malí, Mauritania, Níger, Nigeria, República Centroafricana, República Democrática del Congo, Rwanda, Senegal, Sierra Leona, Sudán, Sudán del Sur, Togo y Uganda; y en las Américas: Argentina, Bolivia, Brasil, Colombia, Ecuador, Guyana, Guyana Francesa, Panamá, Paraguay, Perú, Suriname, Trinidad y Tabago (solo Trinidad) y Venezuela (República Bolivariana de). Nota: Cuando cualquier país notifica un caso de fiebre amarilla, ese país es considerado por el Gobierno de la India como un país con riesgo de transmisión de la fiebre amarilla y se añade a la lista anterior.

Vacunación recomendada por la OMS: no

Paludismo (2019). Existe riesgo de paludismo por P. falciparum y por P. vivax durante todo el año en todo el país por debajo de los 2000 m de altitud. La mayoría de los casos de paludismo en la India se declaran en las regiones orientales y centrales del país y en estados con grandes extensiones boscosas y montañosas y en zonas tribales. Entre estos estados se incluyen: Odisha, Chhattisgarh, Jharkhand, Madhya Pradesh, Maharashtra y algunos estados nororientales como Tripura, Meghalaya y Mizoram. No existe transmisión en algunas zonas de los estados de Himachal Pradesh, Jammu y Cachemira, y en Sikkim.

Prevención recomendada por la OMS en las zonas de riesgo: C

Otros requisitos establecidos por el país (2018). Se exige prueba de haber recibido la vacuna antipoliomielítica oral al menos cuatro semanas antes de la salida a los viajeros nacionales residentes en países donde la poliomielitis es endémica (Afganistán, Nigeria y Pakistán) y en países con circulación de poliovirus tras su importación (Etiopía, Kenya, República Árabe Siria, República Democrática del Congo y Somalia).

INDONESIA

Fiebre amarilla (2019). Requisito de entrada en el país: se exige certificado de vacunación contra la fiebre amarilla a los viajeros a partir de los 9 meses de edad procedentes de países con riesgo de transmisión de la enfermedad.

Vacunación recomendada por la OMS: no

Paludismo (2018). Existe riesgo de paludismo durante todo el año en la mayoría de las áreas de las cinco provincias orientales de East Nusa Tenggara, Maluku, North Maluku, Papua y West Papua. En otras partes del país existe riesgo de paludismo en algunos distritos, excepto en el municipio de Yakarta, en ciudades y zonas urbanas y en las áreas de los principales centros turísticos. Se ha notificado resistencia de P. vivax a la cloroquina. Se han notificado casos de infección humana por P. knowlesi en la provincia de Kalimantan.

Prevención recomendada por la OMS en las zonas de riesgo: C

Otros requisitos establecidos por el país (2019): Se exige prueba de vacunación contra la meningitis meningocócica (grupos A, C, Y y W-135) a los viajeros con origen o destino en la Arabia Saudita.

IRÁN (REPÚBLICA ISLÁMICA DEL)

Fiebre amarilla (2018). Requisito de entrada en el país: se exige certificado de vacunación contra la fiebre amarilla a los viajeros a partir de los 9 meses de edad procedentes de países con riesgo de transmisión de la enfermedad y a los que hayan transitado durante más de 12 horas por un aeropuerto de un país con riesgo de transmisión de la enfermedad.

Vacunación recomendada por la OMS: no

Paludismo (2018). Existe riesgo de paludismo por P. vivax y un riesgo muy limitado de paludismo por P. falciparum de marzo a noviembre en las zonas rurales de las provincias de Hormozgan y Kerman (zona tropical) y la parte sur de Sistán y Baluchistán.

Prevención recomendada por la OMS en las zonas de riesgo: C

Otros requisitos establecidos por el país (2018). Se exige prueba de haber recibido la vacunación antipoliomielítica entre las 4 semanas y los 12 meses anteriores a la llegada al Irán a todos los viajeros de todas las edades procedentes de países donde la enfermedad es endémica (Afganistán, Nigeria y Pakistán). Si no puede presentarse el certificado, los viajeros recibirán una dosis de la vacuna antipoliomielítica al entrar al país.

IRAQ

Fiebre amarilla (2018). Requisito de entrada en el país: se exige certificado de vacunación contra la fiebre amarilla a los viajeros a partir de los 9 meses de edad procedentes de países con riesgo de transmisión de la enfermedad y a los que hayan transitado durante más de 12 horas por un aeropuerto de un país con riesgo de transmisión de la enfermedad.

Vacunación recomendada por la OMS: no

Paludismo (2018). Puede existir un riesgo limitado de paludismo, exclusivamente por P. vivax, de mayo a noviembre en zonas septentrionales por debajo de 1500 metros de altitud (provincias de Duhok, Erbil y Sulaimaniya). No se ha notificado ningún caso autóctono desde 2009.

Prevención recomendada por la OMS en las zonas de riesgo: ninguna

Otros requisitos establecidos por el país (2018). Se exige vacunación contra la poliomielitis para todos los viajeros procedentes de zonas donde la enfermedad es endémica y para los viajeros procedentes del Iraq que se dirijan a países donde la enfermedad es endémica.

IRLANDA

Fiebre amarilla (2018). Requisito de entrada en el país: no

Vacunación recomendada por la OMS: no

ISLANDIA

Fiebre amarilla (2018). Requisito de entrada en el país: no

Vacunación recomendada por la OMS: no

ISLAS COOK

Fiebre amarilla (antes de 2013). Requisito de entrada en el país: no

Vacunación recomendada por la OMS: no

ISLA DE NAVIDAD (Océano Índico)

Fiebre amarilla (antes de 2019). Mismos requisitos que en Australia continental.

Vacunación recomendada por la OMS: no

ISLAS FEROE

Fiebre amarilla (2013). Requisito de entrada en el país: no

Vacunación recomendada por la OMS: no

ISLAS GALÁPAGOS véase ECUADOR

ISLAS MARSHALL

Fiebre amarilla (antes de 2013). Requisito de entrada en el país: no

Vacunación recomendada por la OMS: no

ISLAS PITCAIRN

Fiebre amarilla (2019). Requisito de entrada en el país: se exige certificado de vacunación contra la fiebre amarilla a los viajeros a partir de 1 año de edad procedentes de países con riesgo de transmisión de la enfermedad.

Vacunación recomendada por la OMS: no

ISLAS SALOMÓN

Fiebre amarilla (2019). Requisito de entrada en el país: se exige certificado de vacunación contra la fiebre amarilla a los viajeros a partir de los 9 meses de edad procedentes de países con riesgo de transmisión de la enfermedad.

Vacunación recomendada por la OMS: no

Paludismo (2019). Existe riesgo de paludismo, principalmente por P. falciparum, durante todo el año, salvo en algunos islotes periféricos del este y del sur. Se ha notificado resistencia de P. vivax a la cloroquina.

Prevención recomendada por la OMS en las zonas de riesgo: C

ISLA WAKE

Fiebre amarilla (antes de 2013). Requisito de entrada en el país: no

Vacunación recomendada por la OMS: no

ISRAEL

Fiebre amarilla (2019). Requisito de entrada en el país: no

Vacunación recomendada por la OMS: no

ITALIA

Fiebre amarilla (2019). Requisito de entrada en el país: no

Vacunación recomendada por la OMS: no

JAMAICA

Fiebre amarilla (2017). Requisito de entrada en el país: se exige certificado de vacunación contra la fiebre amarilla a los viajeros a partir de 1 año de edad procedentes de países con riesgo de transmisión de la enfermedad y a los que hayan transitado durante más de 12 horas por un aeropuerto de un país con riesgo de transmisión de la enfermedad.

Vacunación recomendada por la OMS: no

JAPÓN

Fiebre amarilla (2019). Requisito de entrada en el país: no

Vacunación recomendada por la OMS: no

JORDANIA

Fiebre amarilla (2019). Requisito de entrada en el país: se exige certificado de vacunación contra la fiebre amarilla a los viajeros a partir de 1 año de edad procedentes de países con riesgo de transmisión de la enfermedad y a los que hayan transitado durante más de 12 horas por un aeropuerto de un país con riesgo de transmisión de la enfermedad.

Vacunación recomendada por la OMS: no

Otros requisitos establecidos por el país (2019). Se exige prueba de haber recibido una dosis de vacuna antipoliomielítica oral (OPV) o vacuna antipoliomielítica inactivada (IPV), entre las 4 semanas y los 12 meses anteriores al viaje, a los viajeros procedentes de países donde la poliomielitis es endémica, según determine la OMS, para poder solicitar un visado de entrada.

KAZAJSTÁN

Fiebre amarilla (2018). Requisito de entrada en el país: no

Vacunación recomendada por la OMS: no

KENYA

Fiebre amarilla (antes de 2013). Requisito de entrada en el país: se exige certificado de vacunación contra la fiebre amarilla a los viajeros a partir de 1 año de edad procedentes de países con riesgo de transmisión de la enfermedad.

Vacunación recomendada por la OMS: sí. Recomendada para todos los viajeros a partir de los 9 meses de edad, con las excepciones que se mencionan a continuación.

No recomendada en general para los viajeros cuyos itinerarios se circunscriben a las siguientes zonas: la totalidad de la Provincia del Noreste; los estados de Kilifi, Kwale, Lamu, Malindi y Tanariver en la Provincia Costera; y las ciudades de Nairobi y Mombasa.

Paludismo (antes de 2018). Existe riesgo de paludismo, principalmente por P. falciparum, durante todo el año en todo el país. El riesgo es normalmente reducido en la ciudad de Nairobi y en los altiplanos (por encima de 2500 m de altitud) de las provincias Central, Oriental, Nyanza, Valle de Rift y Occidental.

Prevención recomendada por la OMS: C

KIRGUISTÁN

Fiebre amarilla (antes de 2013). Requisito de entrada en el país: se exige certificado de vacunación contra la fiebre amarilla a los viajeros a partir de 1 año de edad procedentes de países con riesgo de transmisión de la enfermedad y a los que hayan transitado durante más de 12 horas por un aeropuerto de un país con riesgo de transmisión de la enfermedad.

Vacunación recomendada por la OMS: no

KIRIBATI

Fiebre amarilla (2019). Requisito de entrada en el país: no

Vacunación recomendada por la OMS: no

KUWAIT

Fiebre amarilla (2018). Requisito de entrada en el país: no

Vacunación recomendada por la OMS: no

LESOTHO

Fiebre amarilla (2018). Requisito de entrada en el país: se exige certificado de vacunación contra la fiebre amarilla a los viajeros a partir de los 6 meses de edad procedentes de países con riesgo de transmisión de la enfermedad y a los que hayan transitado durante más de 12 horas por un aeropuerto de un país con riesgo de transmisión de la enfermedad.

Vacunación recomendada por la OMS: no

LETONIA

Fiebre amarilla (2019). Requisito de entrada en el país: no

Vacunación recomendada por la OMS: no

LÍBANO

Fiebre amarilla (2019). Requisito de entrada en el país: no

Vacunación recomendada por la OMS: no

Otros requisitos establecidos por el país (2019). Se exige vacunación antipoliomielítica a los viajeros con origen o destino en países afectados, de conformidad con las recomendaciones de la OMS.

Se exige prueba de vacunación contra la meningitis meningocócica (grupos A, C, Y y W-135) a los viajeros que celebren el Hayy y/o la Umrah, o se dirijan algunos países de África.

LIBERIA

Fiebre amarilla (2018). Requisito de entrada en el país: se exige certificado de vacunación contra la fiebre amarilla a los viajeros a partir de los 9 meses de edad procedentes de países con riesgo de transmisión de la enfermedad.

Vacunación recomendada por la OMS: sí

Paludismo (2018). Existe riesgo de paludismo, principalmente por P. falciparum, durante todo el año en todo el país.

Prevención recomendada por la OMS: C

LIBIA

Fiebre amarilla (2019). Requisito de entrada en el país: se exige certificado de vacunación contra la fiebre amarilla a los viajeros a partir de 1 año de edad procedentes de países con riesgo de transmisión de la enfermedad.

Vacunación recomendada por la OMS: no

Otros requisitos establecidos por el país (2019). Se exige prueba de vacunación contra la meningitis meningocócica (grupos A, C, Y y W-135). Se exige prueba de vacunación antipoliomielítica administrada entre las 4 semanas y los 12 meses antes de la entrada a los viajeros procedentes del Afganistán y el Pakistán.

LIECHTENSTEIN

Fiebre amarilla (2019). Requisito de entrada en el país: no

Vacunación recomendada por la OMS: no

LITUANIA

Fiebre amarilla (2019). Requisito de entrada en el país: no

Vacunación recomendada por la OMS: no

LUXEMBURGO

Fiebre amarilla (2019). Requisito de entrada en el país: no

Vacunación recomendada por la OMS: no

MACEDONIA DEL NORTE

Fiebre amarilla (2019). Requisito de entrada en el país: no

Vacunación recomendada por la OMS: no

MADAGASCAR

Fiebre amarilla (2018). Requisito de entrada en el país: se exige certificado de vacunación contra la fiebre amarilla a los viajeros a partir de los 9 meses de edad procedentes de países con riesgo de transmisión de la enfermedad o que hayan transitado durante más de 12 horas por un aeropuerto de un país con riesgo de transmisión de la enfermedad.

Vacunación recomendada por la OMS: no

Paludismo (2018). Existe riesgo de paludismo, principalmente por P. falciparum, durante todo el año en todo el país; las zonas costeras son las de mayor riesgo.

Prevención recomendada por la OMS: C

MADEIRA, ISLAS véase PORTUGAL

MALASIA

Fiebre amarilla (2019) Requisito de entrada en el país: se exige certificado de vacunación contra la fiebre amarilla a los viajeros a partir de 1 año de edad procedentes de países con riesgo de transmisión de la enfermedad y a los que hayan transitado durante más de 12 horas por un aeropuerto de un país con riesgo de transmisión de la enfermedad.

Vacunación recomendada por la OMS: no

Paludismo (2019). Solo existe riesgo de paludismo en focos limitados de zonas interiores de los estados de Sabah y Sarawak y en las zonas centrales de Malasia peninsular. Las zonas urbanas, suburbanas y costeras están libres de paludismo. Se han notificado casos de infección humana por P. knowlesi.

Prevención recomendada por la OMS en las zonas de riesgo: C

MALAWI

Fiebre amarilla (2013). Requisito de entrada en el país: se exige certificado de vacunación contra la fiebre amarilla a los viajeros a partir de 1 año de edad procedentes de países con riesgo de transmisión de la enfermedad y a los que hayan transitado durante más de 12 horas por un aeropuerto de un país con riesgo de transmisión de la enfermedad.

Vacunación recomendada por la OMS: no

Paludismo (2018). Existe riesgo de paludismo, principalmente por P. falciparum, durante todo el año en todo el país. Prevención recomendada por la OMS: C

MALDIVAS

Fiebre amarilla (2019). Requisito de entrada en el país: se exige certificado de vacunación contra la fiebre amarilla a los viajeros a partir de los 9 meses de edad procedentes de países con riesgo de transmisión de la enfermedad o que hayan transitado durante más de 12 horas por un aeropuerto de un país con riesgo de transmisión de la enfermedad.

Vacunación recomendada por la OMS: no

Otros requisitos establecidos por el país (2016). Se exige prueba de vacunación antipoliomielítica a los viajeros con origen o destino en países exportadores de poliovirus, así como a los peregrinos de la Umrah y el Hayy.

MALÍ

Fiebre amarilla (2013). Requisito de entrada en el país: se exige certificado de vacunación contra la fiebre amarilla a todos los viajeros a partir de 1 año de edad.

Vacunación recomendada por la OMS: sí. Recomendada para todos los viajeros a partir de los 9 meses de edad que se dirijan a las zonas situadas al sur del desierto del Sáhara.

No recomendada para los viajeros cuyos itinerarios se circunscriban a las zonas situadas dentro del desierto del Sáhara.

Paludismo (2018). Existe riesgo de paludismo, principalmente por P. falciparum, durante todo el año en todo el país.

Prevención recomendada por la OMS: C

MALTA

Fiebre amarilla (2019). Requisito de entrada en el país: se exige certificado de vacunación contra la fiebre amarilla a los viajeros a partir de los 9 meses de edad procedentes de países con riesgo de transmisión de la enfermedad o que hayan transitado durante más de 12 horas por un aeropuerto de un país con riesgo de transmisión de la enfermedad. Si se considera justificado desde el punto de vista epidemiológico, los lactantes menores de 9 meses de edad procedentes de zonas con riesgo de transmisión de la fiebre amarilla pueden ser aislados o puestos bajo vigilancia.

Vacunación recomendada por la OMS: no

MARRUECOS

Fiebre amarilla (2019). Requisito de entrada en el país: no

Vacunación recomendada por la OMS: no

Otros requisitos establecidos por el país (2019). Se requiere un certificado internacional de inmunización que atestigüe la toma de una dosis de vacuna antipoliomielítica entre las 4 semanas y los 12 meses anteriores a la partida a todos los viajeros procedentes de países afectados por la poliomielitis.

MARTINICA

Fiebre amarilla (2019). Requisito de entrada en el país: se exige certificado de vacunación contra la fiebre amarilla a los viajeros a partir de 1 año de edad procedentes de países con riesgo de transmisión de la enfermedad y a los que hayan transitado durante más de 12 horas por un aeropuerto de un país con riesgo de transmisión de la enfermedad.

Vacunación recomendada por la OMS: no

MAURICIO

Fiebre amarilla (2019). Requisito de entrada en el país: no

Vacunación recomendada por la OMS: no

MAURITANIA

Fiebre amarilla (2013). Requisito de entrada en el país: se exige certificado de vacunación contra la fiebre amarilla a los viajeros a partir de 1 año de edad procedentes de países con riesgo de transmisión de la enfermedad.

Vacunación recomendada por la OMS: sí. Recomendada para todos los viajeros a partir de los 9 meses de edad que se dirijan a las zonas situadas al sur del desierto del Sáhara. No recomendada para los viajeros cuyos itinerarios se circunscriban a las zonas situadas dentro del desierto del Sáhara.

Paludismo (2018). Existe riesgo de paludismo, principalmente por P. falciparum, durante todo el año en todo el país, excepto en las zonas septentrionales (Dakhlet-Nouadhibou y Tiris-Zemour). En Adrar e Inchiri existe riesgo de paludismo durante la estación de lluvias (de julio a octubre).

Prevención recomendada por la OMS en las zonas de riesgo: C

MAYOTTE

Fiebre amarilla (2019). Requisito de entrada en el país: se exige certificado de vacunación contra la fiebre amarilla a los viajeros a partir de 1 año de edad procedentes de países con riesgo de transmisión de la enfermedad y a los que hayan transitado durante más de 12 horas por un aeropuerto de un país con riesgo de transmisión de la enfermedad.

Vacunación recomendada por la OMS: no

Paludismo (2019). Reducción considerable de la carga de paludismo. La isla está en transición hacia una fase de eliminación. Existe riesgo bajo de paludismo, principalmente por P. falciparum, durante todo el año.

Prevención recomendada por la OMS: C

MÉXICO

Fiebre amarilla (2019). Requisito de entrada en el país: no

Vacunación recomendada por la OMS: no

Paludismo (2018). Existe riesgo intermitente de paludismo, casi exclusivamente por P. vivax, durante todo el año en algunas zonas rurales poco turísticas. Existe un riesgo bajo en algunas localidades del estado de Chiapas (Costa). El riesgo es muy bajo en algunas localidades de los estados de Chihuahua, Durango, Nayarit, Quintana Roo y Sinaloa.

Prevención recomendada por la OMS en las zonas de riesgo: A

MICRONESIA (ESTADOS FEDERADOS DE)

Fiebre amarilla (antes de 2013). Requisito de entrada en el país: no

Vacunación recomendada por la OMS: no

MÓNACO

Fiebre amarilla (2018). Requisito de entrada en el país: no

Vacunación recomendada por la OMS: no

MONGOLIA

Fiebre amarilla (2016). Requisito de entrada en el país: no

Vacunación recomendada por la OMS: no

MONTENEGRO

Fiebre amarilla (2019). Requisito de entrada en el país: no

Vacunación recomendada por la OMS: no

MONTSERRAT

Fiebre amarilla (2017). Requisito de entrada en el país: se exige certificado de vacunación contra la fiebre amarilla a los viajeros a partir de 1 año de edad procedentes de países con riesgo de transmisión de la enfermedad y a los que hayan transitado por un aeropuerto de un país con riesgo de transmisión de la enfermedad.

Vacunación recomendada por la OMS: no

MOZAMBIQUE

Fiebre amarilla (2018). Requisito de entrada en el país: se exige certificado de vacunación contra la fiebre amarilla a los viajeros a partir de los 9 meses de edad procedentes de países con riesgo de transmisión de la enfermedad o que hayan transitado durante más de 12 horas por un aeropuerto de un país con riesgo de transmisión de la enfermedad.

Vacunación recomendada por la OMS: no

Paludismo (2018). Existe riesgo de paludismo, principalmente por P. falciparum, durante todo el año en todo el país.

Prevención recomendada por la OMS: C

MYANMAR

Fiebre amarilla (2019). Requisito de entrada en el país: se exige certificado de vacunación contra la fiebre amarilla a los viajeros a partir de 1 año de edad procedentes de países con riesgo de transmisión de la enfermedad y a los que hayan transitado durante más de 12 horas por un aeropuerto de un país con riesgo de transmisión de la enfermedad.

Vacunación recomendada por la OMS: no

Paludismo (2019). Existe riesgo de paludismo, principalmente por P. falciparum, durante todo el año en las zonas rurales, montañosas y boscosas remotas del país, así como en algunas zonas costeras del estado de Rahkine. No hay transmisión en las ciudades y zonas urbanas. La planicie central y la zona seca generalmente están libres de paludismo, aunque todavía existen algunos focos de transmisión. Se ha notificado resistencia a la mefloquina en el estado de Kayin y en la parte oriental del estado de Shan. Se sospecha resistencia emergente a la artemisinina en el sureste de Myanmar. Se ha notificado resistencia de P. vivax a la cloroquina. Se han notificado casos de infección humana por P. knowlesi.

Prevención recomendada por la OMS en las zonas de riesgo: C

NAMIBIA

Fiebre amarilla (2018). Requisito de entrada en el país: se exige certificado de vacunación contra la fiebre amarilla a los viajeros a partir de los 9 meses de edad procedentes de países con riesgo de transmisión de la enfermedad o que hayan transitado durante más de 12 horas por un aeropuerto de un país con riesgo de transmisión de la enfermedad.

Vacunación recomendada por la OMS: no

Paludismo (2018). Existe riesgo de paludismo por P. falciparum de noviembre a junio en las siguientes regiones: Ohangwena, Omaheke, Omusati, Oshana, Oshikoto y Otjozondjupa. Existe riesgo durante todo el año en las riberas del río Kunene (región de Kunene), el río Zambeze (región de Zambeze) y el río Okavango (regiones de Kavango Occidental y Kavango Oriental).

Prevención recomendada por la OMS en las zonas de riesgo: C

NAURU

Fiebre amarilla (2019). Requisito de entrada en el país: no

Vacunación recomendada por la OMS: no

NEPAL

Fiebre amarilla (2019). Requisito de entrada en el país: se exige certificado de vacunación contra la fiebre amarilla a los viajeros a partir de 1 año de edad procedentes de países con riesgo de transmisión de la enfermedad y a los que hayan transitado durante más de 12 horas por un aeropuerto de un país con riesgo de transmisión de la enfermedad.

Vacunación recomendada por la OMS: no

Paludismo (2019). El paludismo está presente en la región meridional de Terai, mayoritariamente en la zona interior (llanuras): junto a los bosques y zonas limítrofes, en las laderas de las montañas y en los valles fluviales montañosos. La transmisión del paludismo es mayoritariamente estacional (marzo a octubre), con un pico durante la estación de lluvias (mayo a agosto). El riesgo se debe principalmente a P. vivax, con brotes ocasionales de paludismo por P. falciparum de julio a octubre.

Prevención recomendada por la OMS en las zonas de riesgo: C

Otros requisitos establecidos por el país (2019). Se exige vacunación antipoliomielítica a los viajeros procedentes del Afganistán, Kenya, Nigeria, el Pakistán, Papua Nueva Guinea y Somalia.

NICARAGUA

Fiebre amarilla (2018). Requisito de entrada en el país: se exige certificado de vacunación contra la fiebre amarilla a los viajeros a partir de 1 año de edad procedentes de países con riesgo de transmisión de la enfermedad.

Vacunación recomendada por la OMS: no

Paludismo (2018). Existe riesgo de paludismo por P. vivax (79,2%) y P. falciparum (20,8%) durante todo el año en varios municipios, principalmente de la Región Autónoma del Atlántico Norte; también se ha notificado transmisión esporádica en Boaca, Chinandega, Jinoteca, León y Matagalpa. Se notifican casos en otros municipios de los departamentos centrales y occidentales, pero se considera que el riesgo en estas zonas en muy bajo o insignificante. El riesgo por P. falciparum es alto en la Región Autónoma del Atlántico Norte, y especialmente en los municipios de Rosita, Siuna, Bonanza, Puerto Cabezas y Waspán. No se ha notificado resistencia de P. falciparum a la cloroquina.

Prevención recomendada por la OMS en las zonas de riesgo: B en las zonas con riesgo de infección por P. vivax; C en las zonas con riesgo de infección por P. falciparum

NÍGER

Fiebre amarilla (antes de 2013). Requisito de entrada en el país: se exige certificado de vacunación contra la fiebre amarilla a los viajeros a partir de 1 año de edad y se recomienda a los viajeros que parten de Níger.

Vacunación recomendada por la OMS: sí. Recomendada para todos los viajeros a partir de los 9 meses de edad que se dirijan a las zonas situadas al sur del desierto del Sáhara. No recomendada para los viajeros cuyos itinerarios se circunscriban a las zonas situadas dentro del desierto del Sáhara.

Paludismo (antes de 2018). Existe riesgo de paludismo, principalmente por P. falciparum, durante todo el año en todo el país.

Prevención recomendada por la OMS: C

NIGERIA

Fiebre amarilla (2019). Requisito de entrada en el país: se exige certificado de vacunación contra la fiebre amarilla a todos los viajeros a partir de los 9 meses de edad.

Vacunación recomendada por la OMS: sí

Paludismo (2018). Existe riesgo de paludismo, principalmente por P. falciparum, durante todo el año en todo el país.

Prevención recomendada por la OMS: C

NIUE

Fiebre amarilla (2019). Requisito de entrada en el país: se exige certificado de vacunación contra la fiebre amarilla a los viajeros a partir de los 9 meses de edad procedentes de países con riesgo de transmisión de la enfermedad.

Vacunación recomendada por la OMS: no

NORUEGA

Fiebre amarilla (2016). Requisito de entrada en el país: no

Vacunación recomendada por la OMS: no

NUEVA CALEDONIA

Fiebre amarilla (2013). Requisito de entrada en el país: se exige certificado de vacunación contra la fiebre amarilla a los viajeros a partir de 1 año de edad procedentes de países con riesgo de transmisión de la enfermedad y a los que

hayan transitado durante más de 12 horas por un aeropuerto de un país con riesgo de transmisión de la enfermedad.

Nota. En caso de amenaza epidémica se podría exigir un certificado de vacunación específico.

Vacunación recomendada por la OMS: no

NUEVA ZELANDIA

Fiebre amarilla (2019). Requisito de entrada en el país: no

Vacunación recomendada por la OMS: no

OMÁN

Fiebre amarilla (2019). Requisito de entrada en el país: se exige certificado de vacunación contra la fiebre amarilla a los viajeros a partir de los 9 meses de edad procedentes de países con riesgo de transmisión de la enfermedad o que hayan transitado durante más de 12 horas por un aeropuerto de un país con riesgo de transmisión de la enfermedad.

Vacunación recomendada por la OMS: no

Paludismo (2019). Puede existir transmisión esporádica de P. falciparum y P. vivax como consecuencia de la importación internacional de los parásitos. En 2010 se notificaron brotes locales de P. falciparum y P. vivax en la prefectura de Ash Sharqiyah North. También se notificaron casos locales en 2011 y 2012.

Prevención recomendada por la OMS: ninguna

Otros requisitos establecidos por el país (2019). Se exige vacunación antipoliomielítica a los viajeros procedentes de países exportadores de poliovirus.

PAÍSES BAJOS

Fiebre amarilla (2019). Requisito de entrada en el país: no

Vacunación recomendada por la OMS: NO

PAKISTÁN

Fiebre amarilla (2019). Requisito de entrada en el país: se exige certificado de vacunación contra la fiebre amarilla a los viajeros a partir de 1 año de edad procedentes de países con riesgo de transmisión de la enfermedad.

Vacunación recomendada por la OMS: no

Paludismo (2019). Existe riesgo de paludismo por P. vivax y P. falciparum durante todo el año en todo el país por debajo de los 2000 m de altitud, y especialmente en zonas rurales de julio a diciembre.

Prevención recomendada por la OMS en las zonas de riesgo: C

Otros requisitos establecidos por el país (2019). Administración obligatoria de la vacuna antipoliomielítica oral (OPV) a todos los viajeros internacionales que salgan del país y a los visitantes que vayan a permanecer en el país a largo plazo (más de 4 semanas), sea cual sea su edad. Se expedirá como prueba un certificado internacional de vacunación.

PALAU

Fiebre amarilla (antes de 2013). Requisito de entrada en el país: no

Vacunación recomendada por la OMS: no

PANAMÁ

Fiebre amarilla (2019). Requisito de entrada en el país: se exige certificado de vacunación contra la fiebre amarilla a los viajeros a partir de 1 año de edad procedentes de países con riesgo de transmisión de la enfermedad y de países con un brote activo y a los que hayan transitado durante más de 12 horas por un aeropuerto de un país con riesgo de transmisión de la enfermedad o con un brote activo de fiebre amarilla.

Vacunación recomendada por la OMS: sí Recomendada para todos los viajeros a partir de los 9 meses de edad que vayan a zonas de tierra firme situadas al este de la zona del Canal (la totalidad de las comarcas de Emberá y Kuna Yala, la provincia de Darién y las zonas de las provincias de Colón y Panamá que están al este del Canal).

No recomendada para viajeros cuyos itinerarios se circunscriban a las zonas situadas al oeste del Canal, la ciudad de Panamá, la zona del Canal propiamente dicha, las Islas de Balboa (Pearl Islands) y las Islas de San Blas.

Paludismo (2019). Existe riesgo de paludismo, principalmente por P. vivax (97%), durante todo el año en las siguientes provincias y comarcas de la costa atlántica y las fronteras con Costa Rica y Colombia: Bocas del Toro, Chiriquí, Colón, Darién, Kuna Yala, Ngäbe Buglé, Panamá y Veraguas. En la ciudad de Panamá, en la zona del Canal y en las demás provincias el riesgo de transmisión es insignificante o inexistente.

Prevención recomendada por la OMS en las zonas de riesgo: B; en las zonas orientales donde la enfermedad es endémica fronterizas con Colombia: C

PAPUA NUEVA GUINEA

Fiebre amarilla (2019). Requisito de entrada en el país: se exige certificado de vacunación contra la fiebre amarilla a los viajeros a partir de 1 año de edad procedentes de países con riesgo de transmisión de la enfermedad y a los que hayan transitado por un aeropuerto de un país con riesgo de transmisión de la enfermedad.

Vacunación recomendada por la OMS: no

Paludismo (2019). Existe riesgo de paludismo, principalmente por P. falciparum, durante todo el año en todo el país por debajo de los 1800 m de altitud. Se ha notificado resistencia de P. vivax a la cloroquina.

Prevención recomendada por la OMS en las zonas de riesgo: C

PARAGUAY

Fiebre amarilla (2019). Requisito de entrada en el país: se exige certificado de vacunación contra la fiebre amarilla a los viajeros a partir de 1 año de edad procedentes de países con riesgo de transmisión de la enfermedad.

Vacunación recomendada por la OMS: sí. Recomendada para todos los viajeros a partir de los 9 meses de edad, con las excepciones que se mencionan a continuación. No recomendada en general para los viajeros cuyos itinerarios se circunscriben a la ciudad de Asunción.

Paludismo (2019). Riesgo muy bajo de paludismo. El último caso autóctono es de 2011. Persiste cierta receptividad y vulnerabilidad en departamentos donde la enfermedad había sido endémica anteriormente, como Alto Paraná, Canindeyú y Caaguazú, exclusivamente para P. vivax.

Prevención recomendada por la OMS en las zonas de riesgo: A

PERÚ

Fiebre amarilla (2018). Requisito de entrada en el país: no

Vacunación recomendada por la OMS: sí. Recomendada para todos los viajeros a partir de los 9 meses de edad que vayan a zonas situadas por debajo de los 2300 m de altitud en las regiones de Amazonas, Loreto, Madre de Dios, San Martín, Ucayali, Puno, Cuzco, Junín, Pasco y Huánuco, y a las zonas señaladas de las regiones siguientes: extremo norte de Apurimac; extremo norte de Huancavelica; extremo nordeste de Ancash; este de La Libertad; norte y este de Cajamarca norte y nordeste de Ayacucho, y este de Piura. No recomendada en general para viajeros cuyos itinerarios se circunscriban a las siguientes zonas al oeste de los Andes: regiones de Lambayeque y Tumbes y las zonas señaladas del oeste de Piura y sur, oeste y centro de Cajamarca.

No recomendada para viajeros cuyos itinerarios se circunscriban a las zonas siguientes: todas las de altitud superior a 2300 m, las zonas al oeste de los Andes no mencionadas anteriormente, la ciudad de Cuzco, Lima (capital), el Machu Picchu y la Ruta de los Incas.

Paludismo (2018). Existe riesgo de paludismo por P. vivax (84%) y P. falciparum (16%) durante todo el año en las zonas rurales de los valles interandinos a altitudes inferiores a 2300 m y en las regiones amazónicas de selva alta y selva baja. Los 45 distritos con mayor riesgo, en los que se concentra el mayor número de casos, se encuentran en las regiones de Amazonas, Junín, San Martín y principalmente Loreto. El 98% de los casos de paludismo por P. falciparum se notifican en Loreto, región situada en la Amazonia y que comprende 14 de los distritos con mayor riesgo del país.

Prevención recomendada por la OMS en las zonas de riesgo: B en las zonas de riesgo de infección por P. vivax; C en la región de Loreto

POLINESIA FRANCESA

Fiebre amarilla (2013). Requisito de entrada en el país: se exige certificado de vacunación contra la fiebre amarilla a los viajeros a partir de 1 año de edad procedentes de países con riesgo de transmisión de la enfermedad y a los que hayan transitado durante más de 12 horas por un aeropuerto de un país con riesgo de transmisión de la enfermedad.

Vacunación recomendada por la OMS: no

POLONIA

Fiebre amarilla (2018). Requisito de entrada en el país: no

Vacunación recomendada por la OMS: no

PORTUGAL

Fiebre amarilla (2019). Requisito de entrada en el país: no

Vacunación recomendada por la OMS: no

PUERTO RICO

Fiebre amarilla (2019). Requisito de entrada en el país: no

Vacunación recomendada por la OMS: no

QATAR

Fiebre amarilla (2017). Requisito de entrada en el país: no

Vacunación recomendada por la OMS: no

Otros requisitos establecidos por el país (2017). Se exige certificado internacional de vacunación contra la poliomielitis a todos los viajeros procedentes de países exportadores de poliovirus, de conformidad con el anexo 6 del Reglamento Sanitario Internacional.

REINO UNIDO (INCLUIDAS LAS ISLAS DEL CANAL Y LA ISLA DE MAN)

Fiebre amarilla (2019). Requisito de entrada en el país: no

Vacunación recomendada por la OMS: no

REPÚBLICA ÁRABE SIRIA

Fiebre amarilla (2015). Requisito de entrada en el país: no

Vacunación recomendada por la OMS: no

Paludismo (2015). Puede existir un riesgo muy limitado de paludismo, exclusivamente por P. vivax, de mayo a octubre en focos situados a lo largo de la frontera norte, especialmente en zonas rurales de la prefectura de El Hasaka. No se han notificado casos autóctonos desde 2005, aunque el sistema de notificación quedó interrumpido en 2010.

Prevención recomendada por la OMS: ninguna

Otros requisitos establecidos por el país (2015). Se exige vacunación antipoliomielítica a los viajeros procedentes del Camerún, Guinea Ecuatorial y el Pakistán y a los viajeros de la República Árabe Siria que se dirijan a otros países.

REPÚBLICA CENTROAFRICANA

Fiebre amarilla (2018). Requisito de entrada en el país: se exige certificado de vacunación contra la fiebre amarilla a todos los viajeros a partir de los 9 meses de edad.

Vacunación recomendada por la OMS: sí

Paludismo (2018). Existe riesgo de paludismo, principalmente por P. falciparum, durante todo el año en todo el país.

Prevención recomendada por la OMS: C

REPÚBLICA DE COREA

Fiebre amarilla (2019). Requisito de entrada en el país: no

Vacunación recomendada por la OMS: no

Paludismo (2019). Existe riesgo limitado de paludismo, exclusivamente por P. vivax, principalmente en las zonas del norte de las provincias de Gangwon-do y Gyeonggi-do y en la ciudad de Incheon (hacia la zona desmilitarizada).

Prevención recomendada por la OMS en las zonas de riesgo: A

REPÚBLICA DE MOLDOVA

Fiebre amarilla (2019). Requisito de entrada en el país: no

Vacunación recomendada por la OMS: no

REPÚBLICA DEMOCRÁTICA DEL CONGO

Fiebre amarilla (2017). Requisito de entrada en el país: se exige certificado de vacunación contra la fiebre amarilla a todos los viajeros a partir de los 9 meses de edad.

Vacunación recomendada por la OMS: sí

Paludismo (2017). Existe riesgo de paludismo, principalmente por P. falciparum, durante todo el año en todo el país.

Prevención recomendada por la OMS: C

REPÚBLICA DEMOCRÁTICA POPULAR LAO

Fiebre amarilla (antes de 2013). Requisito de entrada en el país: se exige certificado de vacunación contra la fiebre amarilla a los viajeros procedentes de países con riesgo de transmisión de la enfermedad.

Vacunación recomendada por la OMS: no

Paludismo (antes de 2018). Existe riesgo de paludismo, principalmente por P. falciparum, durante todo el año en todo el país, excepto en Vientián.

Prevención recomendada por la OMS en las zonas de riesgo: C

REPÚBLICA DOMINICANA

Fiebre amarilla (2019). Requisito de entrada en el país: se exige certificado de vacunación contra la fiebre amarilla a los viajeros a partir de 1 año de edad procedentes de los estados de Minas Gerais, Espirito Santo, Sao Paulo y Rio de Janeiro, en el Brasil, y a los que hayan transitado durante más de 12 horas por un aeropuerto de los estados del Brasil mencionados.

Vacunación recomendada por la OMS: no

Paludismo (2019). Existe riesgo de paludismo, exclusivamente por P. falciparum, durante todo el año, especialmente en las provincias occidentales de Dajabón,

Elías Piña y San Juan. En 2015 la transmisión aumentó en el Distrito Nacional y en las provincias de Santo Domingo y La Altagracia, específicamente en el distrito Bávaro. En otras zonas el riesgo es bajo o insignificante. No hay datos de resistencia de P. falciparum a ningún antipalúdico.

Prevención recomendada por la OMS en las zonas de riesgo: C

REPÚBLICA POPULAR DEMOCRÁTICA DE COREA

Fiebre amarilla (antes de 2013). Requisito de entrada en el país: se exige certificado de vacunación contra la fiebre amarilla a los viajeros a partir de 1 año de edad procedentes de países con riesgo de transmisión de la enfermedad.

Vacunación recomendada por la OMS: no

Paludismo (antes de 2013). Existe un riesgo limitado de paludismo, exclusivamente por P. vivax, en algunas zonas meridionales.

Prevención recomendada por la OMS en las zonas de riesgo: A

REPÚBLICA UNIDA DE TANZANÍA

Fiebre amarilla (2018). Requisito de entrada en el país: se exige certificado de vacunación contra la fiebre amarilla a los viajeros a partir de 1 año de edad procedentes de países con riesgo de transmisión de la enfermedad y a los que hayan transitado durante más de 12 horas por un aeropuerto de un país con riesgo de transmisión de la enfermedad.

Vacunación recomendada por la OMS: en general, no No recomendada en general para los viajeros que vayan a la República Unida de Tanzanía.

Paludismo (2018). Existe riesgo de paludismo, principalmente por P. falciparum, durante todo el año en todo el país por debajo de los 1800 m de altitud.

Prevención recomendada por la OMS en las zonas de riesgo: C

REUNIÓN

Fiebre amarilla (2019). Requisito de entrada en el país: no

Vacunación recomendada por la OMS: no

RUMANIA

Fiebre amarilla (2019). Requisito de entrada en el país: no

Vacunación recomendada por la OMS: no

RWANDA

Fiebre amarilla (2016). Requisito de entrada en el país: se exige certificado de vacunación contra la fiebre amarilla a los viajeros a partir de 1 año de edad procedentes de países con riesgo de transmisión de la enfermedad.

Vacunación recomendada por la OMS: en general, no. No recomendada en general para los viajeros que vayan a Rwanda

Paludismo (2018). Existe riesgo de paludismo, principalmente por P. falciparum, durante todo el año en todo el país.

Prevención recomendada por la OMS: C

SABA

Fiebre amarilla (2019). Requisito de entrada en el país: no

Vacunación recomendada por la OMS: no

SAINT KITTS Y NEVIS

Fiebre amarilla (2017). Requisito de entrada en el país: se exige certificado de vacunación contra la fiebre amarilla a los viajeros a partir de 1 año de edad procedentes de países con riesgo de transmisión de la enfermedad.

Vacunación recomendada por la OMS: no

Otros requisitos establecidos por el país (2016). Se exige la vacuna antipoliomielítica oral a los viajeros procedentes de países donde la OMS considera que la poliomielitis es endémica.

SAMOA

Fiebre amarilla (2013). Requisito de entrada en el país: se exige certificado de vacunación contra la fiebre amarilla a los viajeros a partir de 1 año de edad procedentes de países con riesgo de transmisión de la enfermedad y a los que hayan transitado durante más de 12 horas por un aeropuerto de un país con riesgo de transmisión de la enfermedad.

Vacunación recomendada por la OMS: no

SAN BARTOLOMÉ

Fiebre amarilla (2019). Requisito de entrada en el país: se exige certificado de vacunación contra la fiebre amarilla a los viajeros a partir de 1 año de edad procedentes de países con riesgo de transmisión de la enfermedad y a los que hayan transitado durante más de 12 horas por un aeropuerto de un país con riesgo de transmisión de la enfermedad.

Vacunación recomendada por la OMS: no

SAN EUSTAQUIO

Fiebre amarilla (2019). Requisito de entrada en el país: se exige certificado de vacunación contra la fiebre amarilla a los viajeros a partir de los 6 meses de edad procedentes de países con riesgo de transmisión de la enfermedad.

Vacunación recomendada por la OMS: no

SAN MARINO

Fiebre amarilla (antes de 2013). Requisito de entrada en el país: no

Vacunación recomendada por la OMS: no

SAN MARTÍN (PARTE FRANCESA)

Fiebre amarilla (2019). Requisito de entrada en el país: se exige certificado de vacunación contra la fiebre amarilla a los viajeros a partir de 1 año de edad procedentes de países con riesgo de transmisión de la enfermedad y a los que hayan transitado durante más de 12 horas por un aeropuerto de un país con riesgo de transmisión de la enfermedad.

Vacunación recomendada por la OMS: no

SAN MARTÍN (PARTE NEERLANDESA)

Fiebre amarilla (2019). Requisito de entrada en el país: se exige certificado de vacunación contra la fiebre amarilla a los viajeros a partir de los 9 meses de edad procedentes de países con riesgo de transmisión de la enfermedad.

Vacunación recomendada por la OMS: no

SAN PEDRO Y MIQUELÓN

Fiebre amarilla (2019). Requisito de entrada en el país: no

Vacunación recomendada por la OMS: no

SANTA ELENA

Fiebre amarilla (2017). Requisito de entrada en el país: se exige certificado de vacunación contra la fiebre amarilla a los viajeros a partir de 1 año de edad procedentes de países con riesgo de transmisión de la enfermedad.

Vacunación recomendada por la OMS: no

SANTA LUCÍA

Fiebre amarilla (2019). Requisito de entrada en el país: se exige certificado de vacunación contra la fiebre amarilla a los viajeros a partir de los 9 meses de edad procedentes de países con riesgo de transmisión de la enfermedad.

Vacunación recomendada por la OMS: no

SANTO TOMÉ Y PRÍNCIPE

Fiebre amarilla (2015). Requisito de entrada en el país: se exige certificado de vacunación contra la fiebre amarilla a los viajeros a partir de 1 año de edad procedentes de países con riesgo de transmisión de la enfermedad y a los que hayan transitado por un aeropuerto de un país con riesgo de transmisión de la enfermedad.

Vacunación recomendada por la OMS: en general, no. No recomendada en general para los viajeros que vayan a Santo Tomé y Príncipe.

Paludismo (2018). Existe riesgo de paludismo, principalmente por P. falciparum, durante todo el año en todo el país.

Prevención recomendada por la OMS: C

SAN VICENTE Y LAS GRANADINAS

Fiebre amarilla (antes de 2013). Requisito de entrada en el país: se exige certificado de vacunación contra la fiebre amarilla a los viajeros a partir de 1 año de edad procedentes de países con riesgo de transmisión de la enfermedad.

Vacunación recomendada por la OMS: no

SENEGAL

Fiebre amarilla (2016). Requisito de entrada en el país: se exige certificado de vacunación contra la fiebre amarilla a los viajeros a partir de los 9 meses de edad procedentes de países con riesgo de transmisión de la enfermedad y a los que hayan transitado por un aeropuerto de un país con riesgo de transmisión de la enfermedad.

Vacunación recomendada por la OMS: sí

Paludismo (2018). Existe riesgo de paludismo, principalmente por P. falciparum, durante todo el año en todo el país. El riesgo es menor de enero a junio en las regiones del centro-oeste.

Prevención recomendada por la OMS: C

SERBIA

Fiebre amarilla (antes de 2013). Requisito de entrada en el país: no

Vacunación recomendada por la OMS: no

SEYCHELLES

Fiebre amarilla (2019). Requisito de entrada en el país: se exige certificado de vacunación contra la fiebre amarilla a los viajeros a partir de 1 año de edad procedentes de países con riesgo de transmisión de la enfermedad y a los que hayan transitado durante más de 12 horas por un aeropuerto de un país con riesgo de transmisión de la enfermedad.

Vacunación recomendada por la OMS: no

Otros requisitos establecidos por el país (2018). Se exige vacunación contra la poliomielitis a los viajeros procedentes de países con brotes de la enfermedad.

SIERRA LEONA

Fiebre amarilla (antes de 2013). Requisito de entrada en el país: se exige certificado de vacunación contra la fiebre amarilla a todos los viajeros.

Vacunación recomendada por la OMS: sí

Paludismo (antes de 2018). Existe riesgo de paludismo, principalmente por P. falciparum, durante todo el año en todo el país.

Prevención recomendada por la OMS: C

SINGAPUR

Fiebre amarilla (2019). Requisito de entrada en el país: se exige certificado de vacunación contra la fiebre amarilla a los viajeros a partir de 1 año de edad procedentes de países con riesgo de transmisión de la enfermedad y a los que hayan transitado durante más de 12 horas por un aeropuerto de un país con riesgo de transmisión de la enfermedad.

Vacunación recomendada por la OMS: no

SOMALIA

Fiebre amarilla (2018). Requisito de entrada en el país: se exige certificado de vacunación contra la fiebre amarilla a los viajeros a partir de los 9 meses de edad procedentes de países con riesgo de transmisión de la enfermedad o que hayan transitado durante más de 12 horas por un aeropuerto de un país con riesgo de transmisión de la enfermedad.

Vacunación recomendada por la OMS: en general, no No recomendada en general para los viajeros que se dirijan a las siguientes regiones: Bakool, Banaadir, Bay, Gado, Galgadud, Hiran, Lower Juba, Middle Juba, Lower Shabelle y Middle Shabelle. No recomendada para el resto de zonas no mencionadas anteriormente.

Paludismo (2018). Existe riesgo de paludismo, principalmente por P. falciparum, durante todo el año en todo el país. El riesgo es relativamente bajo y estacional en el norte del país, pero más elevado en el centro y el sur.

Prevención recomendada por la OMS: C

SRI LANKA

Fiebre amarilla (2019). Requisito de entrada en el país: se exige certificado de vacunación contra la fiebre amarilla a los viajeros a partir de los 9 meses de edad procedentes de países con riesgo de transmisión de la enfermedad o que hayan transitado durante más de 12 horas por un aeropuerto de un país con riesgo de transmisión de la enfermedad.

Vacunación recomendada por la OMS: no

SUDÁFRICA

Fiebre amarilla (2018). Requisito de entrada en el país: se exige certificado de vacunación contra la fiebre amarilla a los viajeros a partir de 1 año de edad procedentes de países con riesgo de transmisión de la enfermedad y a los que hayan transitado durante más de 12 horas por un aeropuerto de un país con riesgo de transmisión de la enfermedad.

Vacunación recomendada por la OMS: no

Paludismo (2018) Existe riesgo de paludismo, principalmente por P. falciparum, durante todo el año en las zonas de baja altitud de la provincia de Mpumalanga (incluido el Parque Nacional Kruger), la provincia de Limpopo y el nordeste de la provincia de Kwazulu-Natal. El riesgo es mayor entre octubre y mayo.

Prevención recomendada por la OMS en las zonas de riesgo: C

SUDÁN

Fiebre amarilla (2015). Requisito de entrada en el país: se exige certificado de vacunación contra la fiebre amarilla a los viajeros a partir de 1 año de edad procedentes de países con riesgo de transmisión de la enfermedad y a los que hayan transitado durante más de 12 horas por un aeropuerto de un país con riesgo de transmisión de la enfermedad.

Vacunación recomendada por la OMS: sí. Recomendada para todos los viajeros a partir de los 9 meses de edad que se dirijan a las zonas situadas al sur del desierto del Sáhara. No recomendada para los viajeros cuyos itinerarios se circunscriban a las zonas situadas dentro del desierto del Sáhara y a la ciudad de Jartum.

Paludismo (2018). Existe riesgo de paludismo, principalmente por P. falciparum, durante todo el año en todo el país. El riesgo es bajo y estacional en el norte del país, pero más elevado en el centro y el sur. El riesgo de paludismo en la costa del Mar Rojo es muy limitado.

Prevención recomendada por la OMS: C

SUDÁN DEL SUR

Fiebre amarilla (2018). Requisito de entrada en el país: se exige certificado de vacunación contra la fiebre amarilla a todos los viajeros a partir de los 9 meses de edad.

Vacunación recomendada por la OMS: sí

Paludismo (2018). Existe riesgo de paludismo, principalmente por P. falciparum, durante todo el año en todo el país.

Prevención recomendada por la OMS: C

SUECIA

Fiebre amarilla (2019). Requisito de entrada en el país: no

Vacunación recomendada por la OMS: no

SUIZA

Fiebre amarilla (2018). Requisito de entrada en el país: no

Vacunación recomendada por la OMS: no

SURINAME

Fiebre amarilla (2019). Requisito de entrada en el país: se exige certificado de vacunación contra la fiebre amarilla a los viajeros a partir de 1 año de edad procedentes de países con riesgo de transmisión de la enfermedad y a los que

hayan transitado durante más de 12 horas por un aeropuerto de un país con riesgo de transmisión de la enfermedad.

Vacunación recomendada por la OMS: sí

Paludismo (2019). El riesgo de paludismo por P. falciparum (40%), P. vivax (58%) y por infecciones mixtas (2%) ha seguido disminuyendo en los últimos años. Suriname se encuentra en la fase de eliminación del paludismo. La enfermedad subsiste durante todo el año en el interior del país más allá de la zona costera de sabana. El riesgo es más elevado principalmente a lo largo de la frontera oriental y en las zonas de minas de oro. En la ciudad de Paramaribo y los otros siete distritos costeros no se transmite el paludismo desde 1968. Se ha notificado resistencia de P. falciparum a la mefloquina. También se ha notificado una cierta reducción de la sensibilidad a la quinina.

Prevención recomendada por la OMS en las zonas de riesgo: C

TAILANDIA

Fiebre amarilla (2019). Requisito de entrada en el país: se exige certificado de vacunación contra la fiebre amarilla a los viajeros a partir de 1 año de edad procedentes de países con riesgo de transmisión de la enfermedad y a los que hayan transitado durante más de 12 horas por un aeropuerto de un país con riesgo de transmisión de la enfermedad.

Vacunación recomendada por la OMS: no

Paludismo (2019). Existe riesgo de paludismo durante todo el año en las zonas rurales del país (en particular en las zonas boscosas y montañosas), principalmente cerca de las fronteras internacionales, incluidas las provincias más meridionales. No existe riesgo en las ciudades (por ejemplo, Bangkok, Chiang Mai y Pattaya), en las zonas urbanas, en la isla de Samui ni en los principales centros turísticos de la isla de Phuket. Sin embargo, existeriesgo en algunas otras zonas e islas. Se ha notificado resistencia de P. falciparum a la mefloquina y a laquinina en zonas fronterizas con Camboya y Myanmar. Se ha notificado resistencia a la artemisinina cerca de la frontera con Myanmar. Se ha notificado resistencia de P. vivax a la cloroquina. Se han notificado casos de infección humana por P. knowlesi.

Prevención recomendada por la OMS en las zonas de riesgo: A; en zonas próximas a la frontera con Camboya y Myanmar: C

TANZANÍA, REPÚBLICA UNIDA DE, véase REPÚBLICA UNIDA DE TANZANÍA

TAYIKISTÁN

Fiebre amarilla (2017). Requisito de entrada en el país: no

Vacunación recomendada por la OMS: no

Paludismo (2017). No se ha notificado ningún caso autóctono de infección por P. falciparum desde 2009 ni de infección por P. vivax desde 2015. Antes existía riesgo de paludismo, principalmente por P. vivax (de junio a octubre), sobre todo en zonas del sur (región de Khatlon) y en algunas zonas del centro (Dushanbé), oeste (Región Autónoma de Gorno-Badajshán) y norte (región de Leninabad).

Prevención recomendada por la OMS en las zonas de riesgo: A

TERRITORIO BRITÁNICO DEL OCÉANO ÍNDICO

Fiebre amarilla (2017). Requisito de entrada en el país: no

Vacunación recomendada por la OMS: no

TIMOR-LESTE

Fiebre amarilla (2019). Requisito de entrada en el país: no

Vacunación recomendada por la OMS: no

Paludismo (2019) Existe riesgo de paludismo, principalmente por P. falciparum, durante todo el año en todo el país.

Prevención recomendada por la OMS: C

TOGO

Fiebre amarilla (2018). Requisito de entrada en el país: se exige certificado de vacunación contra la fiebre amarilla a todos los viajeros a partir de los 9 meses de edad.

Vacunación recomendada por la OMS: sí

Paludismo (2018). Existe riesgo de paludismo, principalmente por P. falciparum, durante todo el año en todo el país.

Prevención recomendada por la OMS: C

TONGA

Fiebre amarilla (antes de 2013). Requisito de entrada en el país: no

Vacunación recomendada por la OMS: no

TRINIDAD Y TABAGO

Fiebre amarilla (2019). Requisito de entrada en el país: se exige certificado de vacunación contra la fiebre amarilla a los viajeros a partir de 1 año de edad procedentes

de países con riesgo de transmisión de la enfermedad y a los que hayan transitado durante más de 12 horas por un aeropuerto de un país con riesgo de transmisión de la enfermedad.

Vacunación recomendada por la OMS: sí. Recomendada para todos los viajeros a partir de los 9 meses de edad que se dirijan a zonas densamente forestadas de la isla de Trinidad. No recomendada para los pasajeros de cruceros y aviones que estén en tránsito o para los viajeros cuyos itinerarios se circunscriban a la isla de Tabago.

TÚNEZ

Fiebre amarilla (2019). Requisito de entrada en el país: no

Vacunación recomendada por la OMS: no

TURKMENISTÁN

Fiebre amarilla (2018). Requisito de entrada en el país: no

Vacunación recomendada por la OMS: no

TURQUÍA

Fiebre amarilla (2018). Requisito de entrada en el país: no

Vacunación recomendada por la OMS: no

Paludismo (2018). Se ha interrumpido la transmisión local del paludismo; desde 2010 no se ha notificado caso alguno. No existe riesgo de paludismo en el país.

Prevención recomendada por la OMS en las zonas de riesgo: ninguna

TUVALU

Fiebre amarilla (2019). Requisito de entrada en el país: no

Vacunación recomendada por la OMS: no

UCRANIA

Fiebre amarilla (2019). Requisito de entrada en el país: no

Vacunación recomendada por la OMS: no

Otros requisitos establecidos por el país (2019). Los visitantes de larga duración que salgan del país en dirección a Estados en los que existe transmisión de poliovirus salvajes o de poliovirus circulantes de origen vacunal deben presentar una prueba de haber recibido al menos una dosis de la vacuna antipoliomielítica oral bivalente (bOPV) o al menos una dosis de la vacuna antipoliomielítica inactivada administrada entre las 4 semanas y los 12 meses anteriores a su llegada. Las personas obligadas a emprender con urgencia un viaje internacional deben vacunarse con una dosis única de vacuna antipoliomielítica antes de su salida. Se expedirá a los viajeros un certificado internacional de vacunación o profilaxis de conformidad con el Reglamento Sanitario Internacional en el que se registrará su vacunación antipoliomielítica y que servirá de prueba de vacunación.

UGANDA

Fiebre amarilla (2018). Requisito de entrada en el país: se exige certificado de vacunación contra la fiebre amarilla a todos los viajeros a partir de 1 año de edad.

Vacunación recomendada por la OMS: sí

Paludismo (2018). Existe riesgo de paludismo, principalmente por P. falciparum, durante todo el año en todo el país.

Prevención recomendada por la OMS: C

URUGUAY

Fiebre amarilla (2019). Requisito de entrada en el país: no

Vacunación recomendada por la OMS: no

UZBEKISTÁN

Fiebre amarilla (antes de 2013). Requisito de entrada en el país: no

Vacunación recomendada por la OMS: no

Paludismo (2018). Existe un riesgo limitado de paludismo, exclusivamente por P. vivax, de junio a octubre en algunos pueblos situados en el sur y este del país cerca de la frontera con el Afganistán, Kirguistán y Tayikistán. No se han notificado casos de transmisión local desde 2011.

Prevención recomendada por la OMS en las zonas de riesgo: A

VANUATU

Fiebre amarilla (2019). Requisito de entrada en el país: no

Vacunación recomendada por la OMS: no

Paludismo (2019). Existe riesgo de paludismo de bajo a moderado, principalmente por P. vivax, durante todo el año en la mayor parte del país. Se ha notificado resistencia de P. vivax a la cloroquina. Sigue habiendo riesgo de paludismo por P. falciparum.

Prevención recomendada por la OMS: C

VENEZUELA (REPÚBLICA BOLIVARIANA DE)

Fiebre amarilla (2018). Requisito de entrada en el país: se exige certificado de vacunación contra la fiebre amarilla a los viajeros a partir de 1 año de edad procedentes del Brasil y a los que hayan transitado durante más de 12 horas por un aeropuerto de ese país.

Vacunación recomendada por la OMS: sí. Recomendada para todos los viajeros a partir de los 9 meses de edad, con las excepciones que se mencionan a continuación. No recomendada en general para los viajeros cuyos itinerarios se circunscriben a las zonas siguientes: la totalidad de los estados de Aragua, Carabobo, Miranda, Vargas y Yaracuy, y el Distrito Federal. No recomendada para los viajeros cuyos itinerarios se circunscriben a las zonas siguientes: todas las de altitud superior a 2300 m en los estados de Mérida, Trujillo y Táchira; los estados de Falcón y Lara; la Isla Margarita; la capital (Caracas); y la ciudad de Valencia.

Paludismo (2018). El riesgo de paludismo por P. vivax (74,6%) y P. falciparum (25,4%) es alto durante todo el año en algunas zonas de los estados de Amazonas, Bolívar, Delta Amacuro y Sucre. El riesgo es moderado en Zulia. El riesgo es bajo en Anzoátegui y Monagas. El riesgo de paludismo por P.

falciparum se limita principalmente a municipios de zonas de Amazonas (Alto Orinoco, Atabapo, Atures, Autana y Manapiare), Bolívar (Angostura, Cedeño, El Callao, Gran Sabana, Heres, Piar, Rocío y Sifontes), Delta Amacuro y Sucre (Benítez, Bermúdez, Cajigal y Arismendi).

Prevención recomendada por la OMS en las zonas de riesgo: B en las zonas con riesgo de infección por P. vivax; C en las zonas con riesgo de infección por P. falciparum.

VIET NAM

Fiebre amarilla (2019). Requisito de entrada en el país: no

Vacunación recomendada por la OMS: no

Paludismo (2019). Existe riesgo de paludismo, principalmente por P. falciparum, en todo el país, excepto en los núcleos urbanos, el delta del río Rojo, el delta del Mekong y las llanuras costeras del centro de Viet Nam. Las áreas de mayor riesgo son las zonas altas de menos de 1500 m de altitud y por debajo de una latitud de 18° N, principalmente las cuatro provincias altas centrales de Dak Lak, Dak Nong, Gia Lai y Kon Tum; la provincia de Binh Phuoc; y las zonas occidentales de las provincias costeras de Khanh Hoa, Ninh Thuan, Quang Nam y Quang Tri. Seha notificado resistencia a la mefloquina.

Prevención recomendada por la OMS en las zonas de riesgo: C

WALLIS Y FUTUNA

Fiebre amarilla (2019). Requisito de entrada en el país: se exige certificado de vacunación contra la fiebre amarilla a los viajeros a partir de 1 año de edad procedentes de países con riesgo de transmisión de la enfermedad y a los que hayan transitado durante más de 12 horas por un aeropuerto de un país con riesgo de transmisión de la enfermedad.

Vacunación recomendada por la OMS: no

YEMEN

Fiebre amarilla (antes de 2013). Requisito de entrada en el país: no

Vacunación recomendada por la OMS: no

Paludismo (antes de 2018). Existe riesgo de paludismo, principalmente por P. falciparum, durante todo el año, pero especialmente de septiembre a febrero, en todo el país por debajo de 2000 m de altitud. No hay riesgo en la ciudad de Saná. El riesgo es muy limitado en la Isla de Socotra.

Prevención recomendada por OMS en las zonas de riesgo: C; Isla de Socotra: A

ZAMBIA

Fiebre amarilla (2018). Requisito de entrada en el país: se exige certificado de vacunación contra la fiebre amarilla a los viajeros a partir de 1 año de edad procedentes de países con riesgo de transmisión de la enfermedad y a los que hayan transitado durante más de 12 horas por un aeropuerto de un país con riesgo de transmisión de la enfermedad.

Vacunación recomendada por la OMS: en general, no No recomendada en general para los viajeros que vayan a las siguientes zonas: la totalidad de las provincias del Noroeste y Oeste. No recomendada para el resto de zonas no mencionadas anteriormente.

Paludismo (2018). Existe riesgo de paludismo, principalmente por P. falciparum, durante todo el año en todo el país.

Prevención recomendada por la OMS: C

ZIMBABWE

Fiebre amarilla (2019). Requisito de entrada en el país: se exige certificado de vacunación contra la fiebre amarilla a los viajeros a partir de los 9 meses de edad procedentes de países con riesgo de transmisión de la enfermedad o que hayan transitado durante más de 12 horas por un aeropuerto de un país con riesgo de transmisión de la enfermedad.

Vacunación recomendada por la OMS: no

Paludismo (2019). Existe riesgo de paludismo, principalmente por P. falciparum, de noviembre a junio en zonas por debajo de 1200 m de altitud y durante todo el año en el valle del Zambeze. En Bulawayo y Harare, el riesgo es insignificante.

Prevención recomendada por la OMS en las zonas de riesgo: C

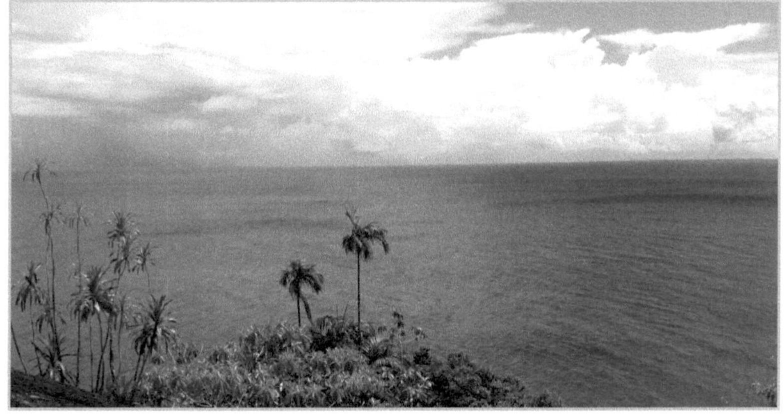

ENLACES DE INTERES

https://www.gov.uk/government/collections/immunisation

https://www.gov.uk/government/publications/the-complete-routine-immunisation-schedule

https://www.gov.uk/government/collections/immunisation#immunisation-leaflets-and-guidance-for-parents

https://www.gov.uk/government/collections/immunisation-against-infectious-disease-the-green-book

https://www.gov.uk/government/publications/national-minimum-standards-and-core-curriculum-for-immunisation-training-for-registered-healthcare-practitioners

https://www.gov.uk/government/collections/immunisation#vaccine-handling-and-protocols

https://www.gov.uk/government/collections/vaccine-update

https://www.bma.org.uk/advice-and-support/gp-practices/vaccinations/travel-vaccinations

https://www.cdc.gov/vaccines/

https://vaccine-schedule.ecdc.europa.eu/

https://immunizationdata.who.int/listing.html?topic=vaccine-schedule&location=

https://immunizationdata.who.int/pages/schedule-by-disease/yfever.html?ISO_3_CODE=&TARGETPOP_GENERAL=

https://www.sanidad.gob.es/profesionales/saludPublica/sanidadExterior/salud/enlaceOMS.htm

https://travelhealthpro.org.uk/factsheet/17/polio-vaccination-certificate

https://travelhealthpro.org.uk/factsheet/87/yellow-fever-pre-vaccination-checklist

https://travelhealthpro.org.uk/factsheet/88/yellow-fever-vaccine contraindications-and-precautions-reminder

https://www.who.int/news-room/fact-sheets/detail/yellow fever#:~:text=Key%20facts,are%20endemic%20for%2C%20yellow%20fever.

https://cima.aemps.es/cima/dochtml/ft/65098/FT_65098.html

https://www.who.int/news-room/fact-sheets/detail/typhoid

https://www.who.int/news-room/fact-sheets/detail/typhoid

https://www.ecdc.europa.eu/en/typhoid-and-paratyphoid-fever

https://wwwnc.cdc.gov/travel/yellowbook/2024/infections-diseases/typhoid-and-paratyphoid-fever

https://www.who.int/es/news-room/fact-sheets/detail/meningitis

https://www.andavac.es/vacunacion-viajeros-internacionales/

https://www.who.int/news-room/fact-sheets/detail/cholera
https://www.ecdc.europa.eu/en/cholera

https://www.travelhealthpro.org.uk/disease/32/cholera

https://www.cdc.gov/cholera/about/index.html

https://www.ecdc.europa.eu/en/publications-data/tick-borne-encephalitis-annual-epidemiological-report-2021

https://wwwnc.cdc.gov/travel/yellowbook/2024/infections-diseases/tick-borne-encephalitis

https://www.who.int/news-room/fact-sheets/detail/dengue-and-severe-dengue

https://ec.europa.eu/health/documents/community-register/2020/20200917149302/anx_149302_es.pdf

https://www.cdc.gov/dengue/es/areaswithrisk/around-the-world.html

https://vacunasaep.org/familias/vacunas-una-a-una/vacuna-dengue

https://wwwnc.cdc.gov/travel/yellowbook/2024/infections-diseases/dengue

https://seimc.org/contenidos/gruposdeestudio/gepi/Dcientificos/documentos/gepi-dc-2023-Vacunacion_dengue.pdf

https://www.cdc.gov/vhf/ebola/resources/pdfs/ebola-factsheet-p.pdf

https://www.cdc.gov/mmwr/volumes/71/wr/mm7108a2.htm

https://www.ecdc.europa.eu/en/infectious-disease-topics/z-disease-list/ebola-virus-disease/facts/factsheet-about-ebola-disease

https://www.ema.europa.eu/en/news/first-vaccine-protect-against-ebola

https://ec.europa.eu/health/documents/community-register/2022/20220921157013/anx_157013_es.pdf

https://www.ema.europa.eu/en/documents/variation-report/ervebo-h-c-004554-ii-0025-epar-assessment-report-variation_en.pdf

https://www.ema.europa.eu/en/documents/product-information/mvabea-epar-product-information_en.pdf

https://www.ema.europa.eu/en/documents/assessment-report/zabdeno-epar-public-assessment-report_en.pdf

https://www.ema.europa.eu/en/documents/product-information/mvabea-epar-product-information_en.pdf

https://ec.europa.eu/health/documents/community-register/2019/20191111146469/anx_146469_es.pdf https://www.who.int/publications/i/item/meeting-of-the-strategic-advisory-group-of-experts-on-immunization-22-24-march-2021-conclusions-and-recommendations.

Calendario de vacunación en todos los países de la UE <u>PROGRAMADOR DE VACUNAS | ECDC (EUROPA.EU)</u>

<u>Programador de vacunas | ECDC (europa.eu)</u>: <u>https://vaccine-schedule.ecdc.europa.eu</u>

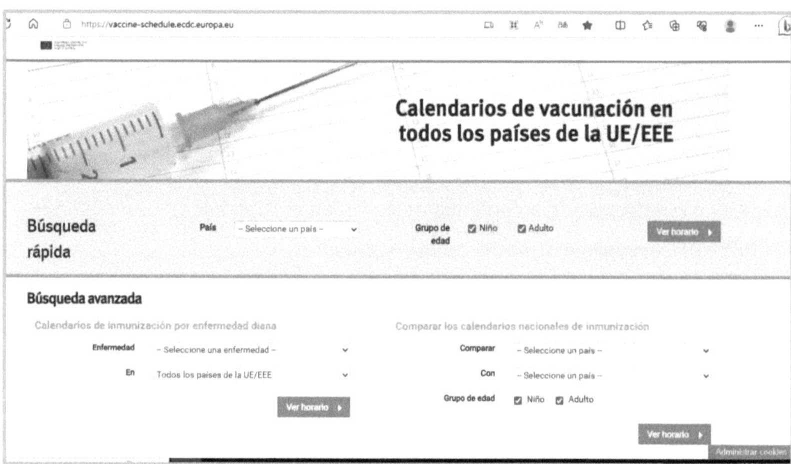

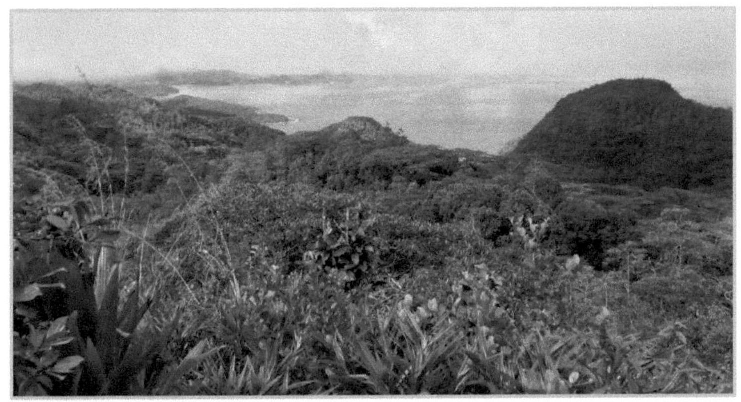

BIBLIOGRAFÍA

1. Atkinson WL, Pickering LK, Schwartz B, Weniger BG, Iskander JK, Watson JC. General recommendations on immunization. Recommendations of the Advisory Committee on Immunization Practices (ACIP) and the American Academy of Family Physicians (AAFP). *MMWR Recomm Rep.* 2002;51(RR-2):1-35.

2. Anywaine Z, Barry H, Anzala O, Mutua G, Sirima SB, Eholie S, et al.; EBL2002 Study group. Safety and immunogenicity of 2-dose heterologous Ad26.ZEBOV, MVABN-

3. Arrazola MP, Serrano A, López-Vélez R. Vacunación en viajeros internacionales. Enferm Infecc Microbiol Clin. 2016; 34:315-23.

4. Australian Immunisation Handbook, 10th edition. Vaccination for international travellers.

5. Barry H, Mutua G, Kibuuka H, Anywaine Z, Sirima SB, Meda N, et al. Safety and immunogenicity of 2-dose heterologous Ad26.ZEBOV, MVA-BN-Filo Ebola vaccination in healthy and HIV-infected adults: A randomised, placebo-controlled Phase II clinical trial in Africa. PLoS Med. 2021;18(10):e1003813.

6. Bilukha OO, Rosenstein N. Prevention and control of meningococcal disease. Recommendations of the Advisory Committee on Immunization Practices (ACIP). *MMWR Recomm Rep.* 2005;54(RR-7):1-21.

7. Briere EC, Rubin L, Moro PL, Cohn A, Clark T, Messonnier N. Prevention and control of *Haemophilus influenzae* type b disease: recommendations of the advisory committee on immunization practices (ACIP). *MMWR Recomm Rep.* 2014;63(RR-1):1-14.

8. Broder KR, Cortese MM, Iskander JK, et al. Preventing tetanus, diphtheria, and pertussis among adolescents: use of tetanus toxoid, reduced diphtheria toxoid and acellular pertussis vaccines recommendations of the

Advisory Committee on Immunization Practices (ACIP). *MMWR Recomm Rep.* 2006;55(RR-3):1-34.

9. CDC. Recommended adult immunization schedule—United States, 2011. *MMWR Morb Mortal Wkly Rep.* 2011;60(4):1-4.

10. CDC. Human rabies prevention—United States, 2008: recommendations of the Advisory Committee on Immunization Practices. MMWR Recomm Rep. 2008 May 23;57(RR-3):1–28.

11. CDC. General recommendations on immunization— recommendations of the Advisory Committee on Immunization Practices (ACIP). MMWR Recomm Rep. 2011 Jan 28;60(2):1–64.

12. CDC. Use of Japanese encephalitis vaccine in children: recommendations of the Advisory Committee on Immunization Practices, 2013. MMWR Morb Mortal Wkly Rep. 2013 Nov 15;62(45):898–900.

13. CDC. Prevention and control of meningococcal disease: recommendations of the Advisory Committee on Immunization Practices (ACIP). MMWR Recomm Rep. 2013 Mar 22;62(RR-2):1–28.

14. CDC. Interim CDC guidance for polio vaccination for travel to and from countries affected by wild poliovirus. MMWR Morb Mortal Wkly Rep. 2014 Jul 11;63(27):591–4.

15. CDC. Yellow fever vaccine: recommendations of the Advisory Committee on Immunization Practices (ACIP). MMWR Recomm Rep. 2015 Jun 19;64(23):647–50.

16. CDC. Updated recommendations for use of tetanus toxoid, reduced diphtheria toxoid, and acellular pertussis (Tdap) vaccine in adults aged 65 years and older—Advisory Committee on Immunization Practices (ACIP), 2012. MMWR Morb Mortal Wkly Rep. 2012 Jun 29;61(25):468–70.

17. CDC. Use of 13-valent pneumococcal conjugate vaccine and 23-valent pneumococcal polysaccharide vaccine for adults with immunocompromising conditions: recommendations of the Advisory Committee on Immunization Practices (ACIP). *MMWR Morb Mortal Wkly Rep.* 2012;61(40):816-819.

18. CDC. Yellow book 2020. Chapter 2. The Pre-Travel Consultation.

19. CDC. Yellow book 2020. Chapter 7. Traveling Safely with Infants & Children.

20. Cochi SL, et al. The Long and Winding Road to Eradicate Vaccine-Related Polioviruses. J Infect Dis. 2021;223(1):7-9.

21. Cohn AC, MacNeil JR, Clark TA, Ortega-Sanchez IR, Briere EZ, Meissner HC, et al. Prevention and control of meningococcal disease: recommendations of the Advisory Committee on Immunization Practices (ACIP). MMWR Recomm Rep. 2013 Mar 22;62(2):1–28.

22. Cooper LV, et al. Risk factors for the spread of vaccine-derived type 2 polioviruses after global withdrawal of trivalent oral poliovirus vaccine and the effects of outbreak responses with monovalent vaccine: a retrospective analysis of surveillance data for 51 countries in Africa. Lancet Infect Dis. 2022;22(2):284-94.

23. Coulborn RM, Bastard M, Peyraud N, Gignoux E, Luquero F, Guai B, et al. Case fatality risk among individuals vaccinated with rVSVΔG-ZEBOV-GP: a retrospective cohort analysis of patients with confirmed Ebola virus disease in the Democratic Republic of the Congo. Lancet Infect Dis. 2024: S1473-3099(23)00819-8.

24. Chen LH, Leder K, Wilson ME. Viajeros de negocios: consideraciones de vacunación para esta población. Experto rev vacunas. 2013; 12:453–66.

25. Currie J. Vaccination: is it a real problem for anesthesia and surgery? *Paediatr Anaesth.* 2006;16(5):501-503. DOI: 10.1111/j.1460-9592. 2006.01898.x

26. Denis M, Knezevic I, Wilde H, Hemachudha T, Briggs D, Knopf L. An overview of the immunogenicity and effectiveness of current human rabies vaccines administered by intradermal route. Vaccine. 2019; 37 Suppl 1:A 99-106.

27. Dowdle WR, et al. Polio eradication: the OPV paradox. Rev Med Virol. 2003; 13 (5):277-91.

28. El Ayoubi LW, Mahmoud O, Zakhour J, Kanj SS. Recent advances in the treatment of Ebola disease: A brief overview. PLoS Pathog. 2024;20(3):e1012038.

29. ECDC. Tick-borne encephalitis.

30. Feldmann H, Geisbert TW. Ebola haemorrhagic fever. The Lancet, Volume 377, Issue 9768, 849 – 862.

31. Fiore AE, Wasley A, Bell BP. Prevention of hepatitis A through active or passive immunization: recommendations of the Advisory Committee on Immunization Practices (ACIP). *MMWR Recomm Rep.* 2006;55(RR-7):1-23.

32. García López-Hortelano M, López Vélez R. Vacunación en el niño viajero. En: Comité Asesor de Vacunas de la Asociación Española de Pediatría (CAV-AEP). Vacunas en Pediatría. Manual de la AEP 2012, 5.ª ed. Madrid: Exlibris ediciones SL; 2012. p.241-54.

33. García López-Hortelano M, Mellado Peña MJ, Martín Fontelos P. Viajes internacionales con niños. En: de Juanes JR. Viajes internacionales. Recomendaciones generales y vacunas. 3.ª ed. Madrid: ASFORISP;2008. p 333-56.

34. Global Polio Eradication Initiative. Public health emergency status: IHR public health emergency of international concern. Temporary recommendations to reduce international spread of poliovirus. Geneva: Global Polio Eradication Initiative; 2018 [cited 2018 Jul 16]. Available from: www.polioeradication.org/Keycountries/PolioEmergency.aspx.

35. Grohskopf LA, Sokolow LZ, Olsen SJ, et al. Prevention and Control of Seasonal Influenza with Vaccines Recommendations of the Advisory Committee on Immunization Practices — United States, 2016–17 Influenza Season. *MMWR Recomm Rep* 2016;65(No. RR-5):1-54.

36. Gupta NK, Upadhyay A, Dwivedi AK, Agarwal A, Jaiswal V, Singh A. Ensayo controlado aleatorio de EMLA tópico y aerosol vaporefrigerante para reducir el dolor durante la vacunación con wDPT. *Mundo J Pediatr.* 2017; 13(3):236-241.

37. Gupta NK, Upadhyay A, Agarwal A, Goswami G, Kumar J, Sreenivas V. Ensayo controlado aleatorizado de EMLA tópico y lactancia materna para reducir el dolor durante la vacunación con wDPT. *Eur J Pediatr.* 2013; 172:1527-1533.

38. Henao-Restrepo AM, Camacho A, Longini IM, Watson CH, Edmunds WJ, Egger M, et al. Efficacy and effectiveness of an rVSV-vectored vaccine in preventing Ebola virus disease: final results from the Guinea ring vaccination, open-label, cluster-randomised trial (Ebola Ca Suffit!). Lancet. 2017; 389 (10068):505–518.

39. Hills SL, Poehling KA, Chen WH, Staples JE. Tick-Borne Encephalitis Vaccine: Recommendations of the Advisory Committee on Hills S, Gould C, Cossaboom C. Tick-Borne Encephalitis. CDC Yellow Book 2024.

40. Huttner A, Agnandji ST, Engler O, Hooper JW, Kwilas S, Ricks K, et al.; VEBCON; VSV-EBOVAC; VSV-EBOPLUS Consortia. Antibody responses to recombinant vesicular stomatitis virus-Zaire Ebolavirus

vaccination for Ebola virus disease across doses and continents: 5-year durability. Clin Microbiol Infect. 2023;29(12):1587-1594.

41. Ipp M, Taddio A, Sam J, Gladbach M, Parkin PC. Dolor relacionado con la vacuna: ensayo controlado aleatorizado de dos técnicas de inyección. *Arch Dis Niño.* 2007; 92(12):1105-1108. DOI: 10.1136/adc.2007.118695

42. Jackson BR, Iqbal S, Mahon B. Updated Recommendations for the Use of Typhoid Vaccine — Advisory Committee on Immunization Practices, United States, 2015. MMWR Morb Mortal Wkly Rep. 2015; 64:305-8.

43. Jackson LA, Yu O, Nelson JC, et al. Lugar de inyección y riesgo de reacciones locales médicamente atendidas a la vacuna contra la tos ferina acelular. *Pediatrics.* 2011; 127(3): E581-587. DOI: 10.1542/peds.2010-1886

44. Kalies H, Grote V, Verstraeten T, Hessel L, Schmitt HJ, von Kries R. The use of combination vaccines has improved timeliness of vaccination in children. *Pediatr Infect Dis J.* 2006;25(6):507-512. DOI: 10.1097/01.inf.0000222413.47344.23.

45. Kelly K, Loskutov A, Zehrung D, et al. Prevención de la contaminación entre inyecciones con inyectores sin aguja con boquilla de uso múltiple: una prueba de seguridad. *Vacuna.* 2008; 26(10):1344-1352. DOI: 10.1016/j.vaccine.2007.12.041

46. Kretsinger K, Broder KR, Cortese MM, et al. Preventing tetanus, diphtheria, and pertussis among adults: use of tetanus toxoid, reduced diphtheria toxoid and acellular pertussis vaccine recommendations of the Advisory Committee on Immunization Practices (ACIP).

47. Kroger A, Atkinson W, Pickering L. General immunization practices. In: Plotkin S, Orenstein W, Offit P, eds. *Vaccines.* 6th ed. China: Elsevier Saunders; 2013:88-111.

48. MacNeil JR, Rubin L, Folaranmi T, Ortega-Sanchez IR, Patel M, Martin SW, et al. Use of serogroup B meningococcal vaccines in adolescents and young adults: recommendations of the Advisory Committee on Immunization Practices, 2015. MMWR Morb Mortal Wkly Rep. 2015 Oct 23;64(41):1171–6.

49. McCarty JM, Cassie D, Bedell L, Lock MD, Bennett S. Safety and Immunogenicity of Live Oral Cholera Vaccine CVD 103-HgR in Children Aged 2-5 Years in theUnited States. Am J Trop Med Hyg. 2020 Dec 14. doi: 10.4269/ajtmh.20-0917. Online ahead of print.

50. McLean HQ, Fiebelkorn AP, Temte JL, Wallace GS. Prevention of measles, rubella, congenital rubella syndrome, and mumps, 2013: summary recommendations of the Advisory Committee on Immunization Practices (ACIP). *MMWR Recomm Rep.* 2013;62(RR-4):1-34.

51. Manning SE, Rupprecht CE, Fishbein D, et al. Human rabies prevention— United States, 2008: recommendations of the Advisory Committee on Immunization Practices. *MMWR Recomm Rep.* 2008;57(RR-3):1-28.

52. Mast EE, Margolis HS, Fiore AE, et al. A comprehensive immunization strategy to eliminate transmission of hepatitis B virus infection in the United States: recommendations of the Advisory Committee on Immunization Practices (ACIP) part 1: immunization of infants, children, and adolescents. *MMWR Recomm Rep.* 2005;54(RR-16):1-31.

53. Marshall GS, Happe LE, Lunacsek OE, et al. Use of combination vaccines is associated with improved coverage rates. *Pediatr Infect Dis J.* 2007;26(6):496-500. DOI: 10.1097/INF.0b013e31805d7f17

54. Meyerhoff A, Jacobs RJ, Greenberg DP, Yagoda B, Castles CG. Clinician satisfaction with vaccination visits and the role of multiple injections, results from the COVISE Study (Combination Vaccines Impact on Satisfaction and Epidemiology). *Clin Pediatr (Phila).* 2004;43(1):87-93.

55. Middleman AB, Anding R, Tung C. Efecto de la longitud de la aguja al inmunizar a adolescentes obesos con la vacuna contra la hepatitis B. *Pediatrics.* 2010; 125(3): E508-512. DOI: 10.1542/peds.2009-1592

56. Ministerio de Sanidad. Capítulo 6. Vacunas y enfermedades prevenibles mediante vacunación. Actualización 2017. En: La salud también viaja.

57. Murray TS, Groth ME, Weitzman C, Cappello M. Epidemiología y manejo de enfermedades infecciosas en adoptados internacionales. *Clin Microbiol Rev.* 2005; 18(3):510-520. DOI: 10.1128/cmr.18.3.510-520.2005

58. Nascimento Silva JR, Camacho LA, Siqueira MM, Freire Mde S, Castro YP, Maia Mde L, et al. Mutual interference on the immune response to yellow fever vaccine and a combined vaccine against measles, mumps and rubella. Vaccine. 2011 Aug 26;29(37):6327–34.

59. Nafiu OO, Lewis I. Vaccination and anesthesia: more questions than answers. *Paediatr Anaesth.* 2007;17(12):1215-1215. DOI: 10.1111/j.1460-9592.2007. 02318.x

60. National Vaccine Advisory Committee. Standards for child and adolescent immunization practices. *Pediatrics.* 2003;112(4):958-963.

61. Nelson NP, Link-Gelles R, Hofmeister MG, Romero JR, Moore KL, Ward JW, *et al.* Update: Recommendations of the Advisory Committee on Immunization Practices for Use of Hepatitis A Vaccine for Postexposure Prophylaxis and for Preexposure Prophylaxis for International Travel. MMWR Morb Mortal Wkly Rep. 2018; 67:1216-20.

62. Nelson NP, Weng MK, Hofmeister MG, Moore KL, Doshani M, Kamili S, *et al.* Prevention of Hepatitis A Virus Infection in the United States: Recommendations of the Advisory Committee on Immunization Practices, 2020. MMWR Recomm Rep. 2020; 69:1-38.

63. Nuorti JP, Whitney CG. Prevención de la enfermedad neumocócica en lactantes y niños: uso de la vacuna antineumocócica conjugada 13-valente y la vacuna antineumocócica polisacárida 23-valente: recomendaciones del Comité Asesor sobre Prácticas de Inmunización (ACIP). *MMWR Rep. Recomm. 2010*; 59(RR-11):1-18.

64. O'Brien KL, Nolan T; SAGE WG on Rabies. The WHO position on rabies immunization - 2018 updates. Vaccine. 2019; 37 Suppl 1:A85-87.

65. Organización Mundial del Turismo. Panorama OMT del turismo internacional – Edición 2019.

66. Paz-Bailey G, Adams L, Wong JM, et al. Dengue Vaccine: Recommendations of the Advisory Committee on Immunization Practices, United States, 2021. *MMWR Recomm Rep* 2021;70(No. RR-6):1-18.

67. Polio Global Eradication Initiative. Polio Public Health emergency: Temporary Recommendations to Reduce International Spread of Poliovirus.

68. Rampa JE, Askling HH, Lang P, Zens KD, Gültekin N, Stanga Z, *et al*. Immunogenicity and safety of the tick-borne encephalitis vaccination (2009-2019): A systematic review. Travel Med Infect Dis. 2020; 37:101876.

69. Rubin L, Levin M, Ljungman P, et al. 2013 IDSA clinical practice guideline for vaccination of the immunocompromised host. *Clin Infect Dis*. 2014;58(3) e 44-100. DOI: 10.1093/cid/cit684

70. Sanford CA y EC Jong. Vacunas. Med Clin N Am. 2016; 100: 247–59.

71. Shimabukuro TT, Nguyen M, Martin D, DeStefano F. Safety monitoring in the Vaccine Adverse Event Reporting System (VAERS). Vaccine. 2015 Aug 26;33(36):4398–405.

72. Siebert JN, Posfay-Barbe KM, Habre W, Siegrist CA. Influence of anesthesia on immune responses and its effect on vaccination in children: review of evidence. *Paediatr Anaesth.* 2007; 17(5):410-420. DOI: 10.1111/j.1460-9592.2006.02120.x

73. Sparrow E, Torvaldsen S, Newall AT, Wood JG, Sheikh M, Kieny MP, *et al.* Recent advances in the development of monoclonal antibodies for rabies postexposure prophylaxis: A review of the current status of the clinical development pipeline. Vaccine. 2019;37 Suppl 1: A132-139.

74. Staples JE, Bocchini JA Jr, Rubin L, Fischer M; Centers for Disease Control and Prevention (CDC). Yellow Fever Vaccine Booster Doses: Recommendations of the Advisory Committee on Immunization Practices, 2015. MMWR Morb Mortal Wkly Rep. 2015; 64:647-50.

75. Staples JE, Gershman M, Fischer M. Yellow fever vaccine: recommendations of the Advisory Committee on Immunization Practices (ACIP). *MMWR Recomm Rep.* 2010;59(RR-7):1-27.

76. Steinhoff MC, Omer SB, Roy E, et al. Inmunización contra la influenza en el embarazo: respuestas de anticuerpos en madres y bebés. *N Engl J Med.* 2010; 362(17):1644-1646. DOI: 10.1056/NEJMc0912599

77. Tarantola A, Tejiokem MC, Briggs DJ. Evaluating new rabies post-exposure prophylaxis (PEP) regimens or vaccines. Vaccine. 2019;37 Suppl 1: A88-93.

78. Tomczyk S, Bennett NM, Stoecker C, et al. Use of 13-valent pneumococcal conjugate vaccine and 23-valent pneumococcal polysaccharide vaccine among adults aged >/=65 years: recommendations of the Advisory Committee on Immunization Practices (ACIP). *MMWR Morb Mortal Wkly Rep.* 2014;63(37):822-825.

79. Thompson LA, Irigoyen M, Matiz LA, LaRussa PS, Chen S, Chimkin F. The impact of DTaP-IPV-HB vaccine on use of health services for young

infants. *Pediatr Infect Dis J.* 2006;25(9):826-831. DOI: 10.1097/01.inf.0000232635.81312.06

80. Travel Health Pro. HAJJ AND UMRAH.

81. UN. Economic and Social Council. Progress report on the 10-Year Framework of Programmes on Sustainable Consumption and Production Patterns 2019.

82. Weinbaum CM, Williams I, Mast EE, et al. Recomendaciones para la identificación y tratamiento de salud pública de personas con infección crónica por el virus de la hepatitis B. *MMWR Rep. Recomm. 2008*; 57(RR-8):1-20.

83. WHO. All updates for travellers.

84. WHO. Human rabies: 2016 updates and call for data. Wkly Epidemiol Rec. 2017; 92:77-8.

85. WHO. International health regulations. 2005. Tercera edicion de 2016.

86. WHO. International travel and health, 2017. Vaccine-preventable diseases and vaccines Update 2019.

87. WHO. Japanese encephalitis: surveillance and immunization in Asia and the Western Pacific, 2016. Wkly Epidemiol Rec. 2017; 92:321-32.

88. WHO. Measles vaccines: WHO position paper – April 2017. Wkly Epidemiol Rec. 2017; 92:205-28.

89. WHO. Rabies vaccines: WHO Position Paper. Wkly Epidemiol Rec. 2018; 93:201-20.

90. WHO. Statement of the 24th IHR Emergency Committee regarding the international spread of poliovirus.

91. WHO. Typhoid vaccines: WHO position paper – March 2018. Wkly Epidemiol Rec. 2018; 93:153-172.

92. WHO. Vaccines against tick-borne encephalitis: WHO position paper. Wkly Epidemiol Rec. 2011; 86:241-56.

93. WHO. Vaccines and vaccination against yellow fever. WHO Position Paper – June 2013. Wkly Epidemiol Rec. 2013; 88:269-83.

94. WHO. WHO's vision and mission in immunization and vaccines 2015-2030.Prevent disease. Avert deaths. Promote health. 2016.

95. WHO. Yellow fever vaccine: WHO position on the use of fractional doses, June 2017. Wkly Epidemiol Rec. 2017;92: 345-56.

96. Woolsey C, Geisbert TW. Current state of Ebola virus vaccines: A snapshot. PLoS Pathog. 2021; 17 (12): e1010078.

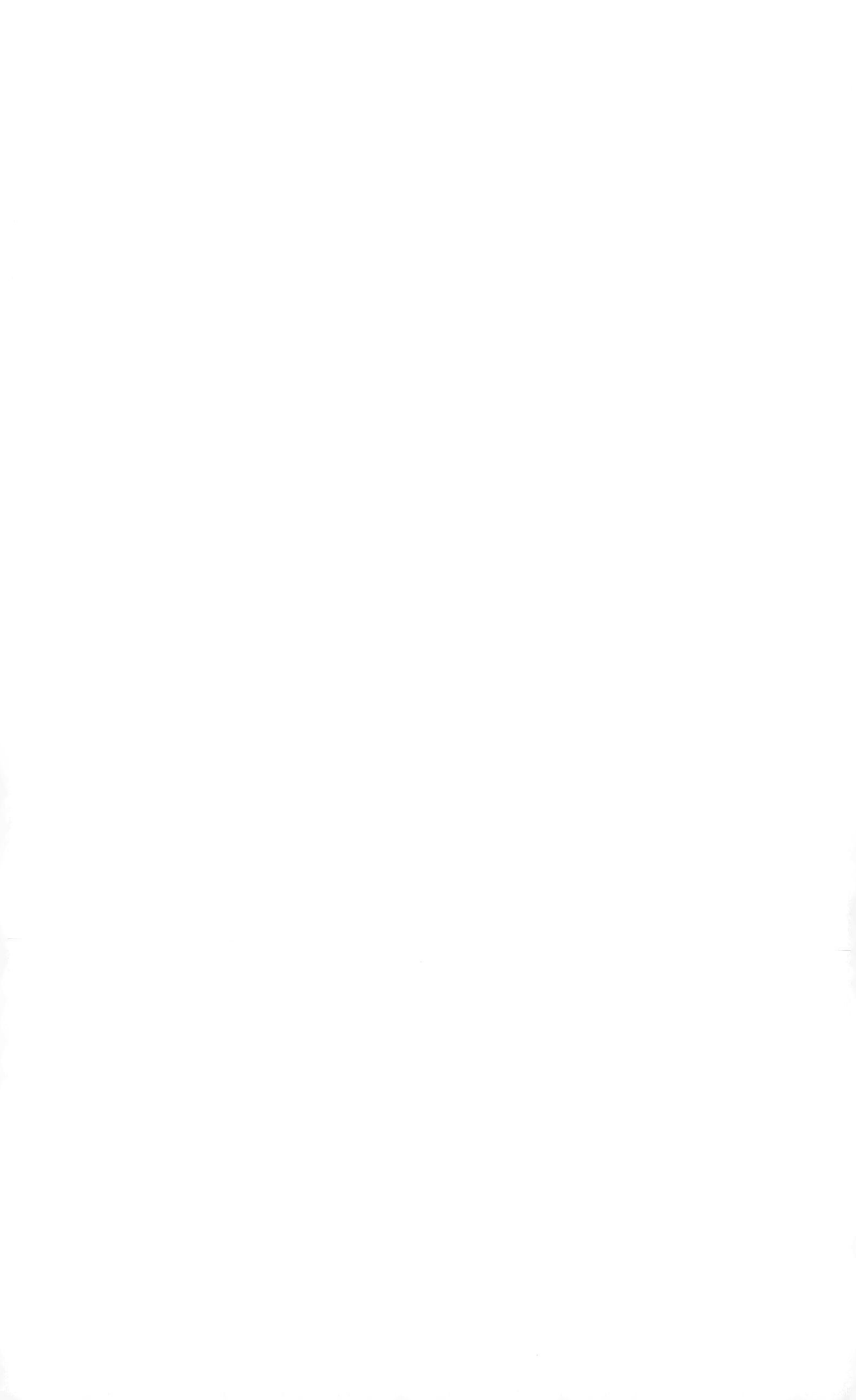

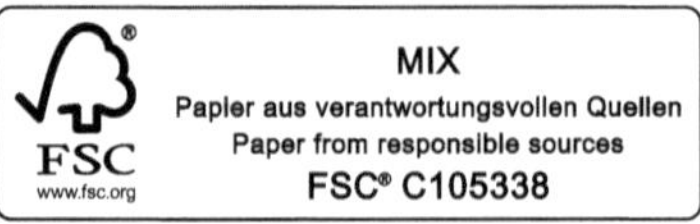

Printed by Books on Demand GmbH, Norderstedt / Germany